U0248286

广西急性中毒防控救援研究系列三

急性中毒临床救治

主　　编　胡德宏　　蒋东方　　张振明
参编人员　陈雪冬　　龙永美　　何德智　　梁德新
　　　　　　　唐忠权　　苏素花　　苏　益

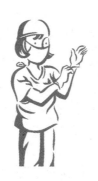

广西科学技术出版社

图书在版编目（CIP）数据

急性中毒临床救治 / 胡德宏，蒋东方，张振明主编. ——
南宁：广西科学技术出版社，2014.12（2024.4重印）
ISBN 978 - 7 - 5551 - 0344 - 8

Ⅰ. ①急… Ⅱ. ①胡… ②蒋… ③张… Ⅲ. ①急性病—
中毒—诊疗 Ⅳ. ①R595

中国版本图书馆CIP数据核字（2014）第289488号

JIXING ZHONGDU LINCHUANG JIUZHI

急性中毒临床救治

主编　胡德宏　蒋东方　张振明

出　版　人：韦鸿学　　　　　　　　出版发行：广西科学技术出版社
社　　　址：广西南宁市东葛路66号　邮政编码：530023
网　　　址：http://www.gxkjs.com

经　　　销：全国各地新华书店
印　　　刷：北京兰星球彩色印刷有限公司
开　　　本：890 mm×1240 mm　1/32
字　　　数：198千字　　　　　　　　印　　　张：7.25
版　　　次：2014年12月第1版　　　　印　　　次：2024年4月第2次印刷
书　　　号：ISBN 978 - 7 - 5551 - 0344 - 8
定　　　价：86.00元

前　　言

　　急性中毒的发病，无论是群发性或是散发性的中毒病例，都具有起病急、病程变化快、危害严重的特点。因此对于这类病例的抢救，不仅要求医务人员要具有丰富的临床救治经验和对病情变化具有高度敏锐的洞察力，而且最主要的是在对中毒病例的整个抢救过程中，自始至终都要抓住"一根主线"，即对中毒者的中毒毒物的处理，包括毒物进入体内的途径与生物学作用特点、中毒者体表沾染毒物的清除、进入体内未吸收毒物的排出、进入体内已吸收毒物的血液净化、解毒药物的应用、中毒者相关症状的处理以及对中毒者的支持治疗等。本书就是按照这根主线所涉及的七个方面，收集了国内外目前出版的相关书籍、文献报道的研究成果，通过综合分析，介绍了各个救治处理环节的常用方法、原理与原则；尤其是对已吸收进入体内毒物的血液净化处理技术，结合广西各市、县、乡医疗单位目前在这方面的应用现状，较详细地介绍了各类血液净化技术在中毒救治中的应用研究成果，及其存在的问题与发展，希望能对广西各地应对急性中毒救治任务的医疗卫生人员提供一些有实际意义的帮助。当然，由于我们的水平有限，书中的不妥之处在所难免，也希望能得到同行的理解与指正。

蒋东方

2014 年 10 月于南宁

目　录

第一章 毒物进入人体的方式与生物学作用

在人群的生活、生产等活动环境中的毒物进入人体的方式，除了与毒物在环境中存在的形态、人群应用毒物的目的与方式有关之外，主要与人群接触毒物的方式与意识、人体直接接触毒物的部位及其自我防护措施有关。

第一节　接触毒物的方式

关于人体接触毒物的方式，有因生活生产需要的直接接触，有非需要性的意外接触（如投毒）与事故性接触等。按接触者在接触毒物时的意识状态，可分为无意识性接触与有意识性接触。无意识性接触是指接触毒物者完全处在无知状态下接触毒物，带有相当的偶然性与突然性。由这类接触方式引起的急性中毒，常见的有意外性中毒、误食性中毒等。有意识性接触是指接触毒物者是在了解毒物危害性的状态下接触毒物，如自杀性中毒者，包括自服农药、鼠药、有毒药物等中毒；还有因工作需要接触毒物者，如农业生产中的喷洒农药，工业生产中的使用与搬运有毒物品等。

第二节　毒物进入人体的途径

无论人体是以何种方式接触毒物，毒物进入人体的途径主要有以下几种：

一、经呼吸道进入

在工业生产中的原料、成品、副产品、中间体、辅助剂、杂质和废弃物等含毒物，在生产活动中由于设备的跑、冒、滴、漏或其他意外事故，导致作业环境空气污染；农业生产中喷洒农药等造成的空气污染；冬季家用煤炉、木炭取暖，生活使用煤气等，在门窗紧闭、通风不良等条件下造成的室内一氧化碳高浓度污染。此外，在房屋装修和家具制作用料中所含甲醛、苯等物质超标污染空气等，这类条件下的毒物均可经呼吸道进入人体引起急性中毒。

二、经消化道进入

在生产、加工、储存、运输过程中被有毒物质如亚硝酸盐、碳酸钡、甲醇等污染食品，或过量加入有毒配料的食品；夏秋季被细菌（多为沙门菌属、嗜盐杆菌、变形杆菌、葡萄球菌等）污染，并繁殖产生大量毒素的肉类食品、剩饭菜、乳制品等；火腿、腊肠、罐头等食品在缺氧环境中大量繁殖肉毒杆菌，以及发生霉变的食品，如发霉米面、变质甘蔗等；有毒动植物、饮料、果品等食物，均可经消化道进入人体引起中毒。

医疗上的用错药、剂量过大，如错误灌肠，用含有有毒物质的土方治疗疾病，如将含铅的土方治疗癫痫或作为强壮剂，土法堕胎，滥用吗啡、苯丙胺、索米痛片（去痛片）等；误服镇静安眠药或心血管药物、儿童误服药物等；服食农药、含毒药物等的自杀，将毒物投于食品、饮料等的谋杀，其毒物均是经消化道进入人体引起中毒。

三、经皮肤进入

使用含有禁用毒物或毒物超标的伪劣日用化学品、化妆品；医疗上错用硫酸铜湿敷黄磷灼伤创面；工农业生产中，常见的有农药喷洒时沾染皮肤；吸毒者的自我注射毒物等，这些均为毒物经皮肤进入体内引起的中毒。

四、经眼、耳、口、胸腔、腹腔、阴道、直肠等进入

常见的有毒气及腐蚀性毒物经眼、耳、口进入人体引起中毒。浆液膜如胸膜、腹膜等处血管丰富，当毒物注入胸腔和腹腔时，很快就进入血液循环。直肠及女性生殖器黏膜吸收毒物也较迅速。

五、经创口进入和皮下注入

毒物经创口进入或注入皮下组织与肌肉中，比经过黏膜吸收更为迅速。

六、直接进入血液

毒物经静脉注入，引起的中毒最为迅速。

上述方式为常见毒物进入人体引起急性中毒的主要方式。根据对广西6 015例急性中毒病例分析，毒物经消化道进入人体引起的中毒约占70%，毒物经呼吸进入人体引起的中毒约占20%，毒物经皮肤进入人体引起的中毒约占8%，其中同时经两条以上途径进入人体引起的中毒约占2%。

第三节　毒物进入人体后的生物学作用

毒物进入人体后，在体内发生一系列的生物化学和物理化学变化，这一过程大致可分为四个方面，即体内分布、生物转化、排泄、蓄积。

一、毒物进入体内后的分布

毒物进入体内后，随血液循环分布到全身。毒物在全身各组

织器官的分布状况，取决于毒物进入细胞的能力及与组织的结合力。其分布过程大致可分为不均匀性分布和转移性分布两个阶段。

（一）不均匀性分布

多数毒物在进入体内后，初期呈不均匀分布，首先相对集中于血流量较大的某些组织器官，如铅、氟集中于骨骼，一氧化碳集中于红细胞；并且这一分布阶段随着时间的推移呈现动态变化。

（二）转移性分布

进入体内的毒物经不均匀性分布阶段后，慢慢地逐渐转移至血液循环较差的组织器官。

二、毒物进入体内后的生物转化

进入体内的毒物，有的直接作用于靶部位产生毒效应，并以原形排出。但多数毒物吸收后需经生物转化（biotransformation），即在体内代谢酶的作用下，其化学结构发生一系列改变，形成其衍生物以及分解产物的过程，亦称代谢转化。毒物在体内的生物转化方式有如下几种。

（一）氧化作用

有的毒物进入体内后，经氧化而被破坏，如乙醇先被氧化为乙醛、乙酸，再被氧化为二氧化碳和水。

（二）还原作用

有的毒物进入体内后，经还原作用发生化学结构的改变，如水合氯醛被还原成三氯乙醇。但单独的还原反应，常不能达到解毒目的，须继以结合反应，才能解除毒性。

（三）结合作用

经氧化和还原后，不能分解的毒物，可以再与其他物质结合，成为毒性较小、容易溶解的结合体。例如上述过程产生的三氯乙醇再与葡萄醛酸结合，生成无毒的三氯乙烷醛糖酸由肾脏排出。

又如苯甲酸（有毒）与甘氨酸结合，则成为马尿酸（无毒）。

（四）水解作用

少数有机化合物可经水解作用解毒，如乙酸乙酯可被水解为乙醇和乙酸。

毒物经上述生物转化后，其亲脂物质最终变为极性和水溶性更强的物质，更有利于经尿或胆汁排出体外；同时，也使其透过生物膜进入细胞的能力以及与组织成分的亲和力减弱，从而消除或降低其毒性。但是，也有不少毒物经生物转化后其毒性反而增强，或由无毒变为有毒。许多致癌物如芳香胺、苯并芘等，均是经代谢转化后而被活化。

三、毒物进入体内后的排泄

毒物进入体内后，可以原形或其代谢物的形式从体内排出。排出的速率对毒物的毒效应有较大影响，排出缓慢的，其潜在的毒效应相对较大。其主要排泄途径如下：

（一）经肾脏排出

肾脏是排泄进入体内毒物及其代谢物极为重要的途径。许多毒物均经肾排出，其排出速度，除受肾小球滤过率、肾小管分泌及重吸收作用的影响外，还取决于被排出物质本身的分子量、脂溶性、极性和离子化程度。尿中的毒物或代谢物的浓度常与血液中的浓度密切相关，所以测定尿中毒物或其代谢物水平，可间接衡量毒物在体内的负荷情况；结合临床征象和其他检查，有助于诊断。

（二）经呼吸道排出

许多进入体内的毒物可以其原形经呼吸道排出，例如乙醚、苯蒸气等。排出的方式为被动扩散，排出的速率主要取决于肺泡呼吸膜内外有毒气体的分压差，通气量也影响其排出速度。

（三）经消化道排出

肝脏是毒物排泄的重要器官之一，尤其是对胃肠道吸收的毒物更为重要。肝脏是许多毒物的生物转化部位，其代谢产物可直接进入胆汁随粪便排出。有些毒物如铅、锰等，可由肝细胞分泌，经胆汁随粪便排出。有些毒物进入肠道后可被肠腔壁再吸收，形成肠肝循环。

（四）其他排泄途径

进入体内毒物的其他排泄途径，如汞可经唾液腺排出；铅、锰、苯等可经乳腺进入乳汁；有的还可通过胎盘屏障进入胎儿，如铅等。头发和指甲虽不是排出器官，但有的毒物可富集于此，如铅、砷等。

毒物在排出过程中也可损害排出器官和组织，如银可引起肾近曲小管损害，汞可产生口腔炎等。

四、毒物进入体内后的蓄积

进入体内的毒物或经代谢形成的产物在接触间隔期内，如不能完全排出而逐渐蓄积于体内的现象称为毒物的蓄积（accumulation）。毒物的蓄积作用是引起慢性中毒的物质基础。当毒物的蓄积部位与其靶器官一致时，则易发生慢性中毒，例如有机汞化合物蓄积于脑组织，可引起中枢神经系统损害。在非毒作用靶器官的蓄积部位则称为该毒物的"储存库"（storage depot），如铅蓄积于骨骼内。储存库内的毒物处于相对无活性状态，在一定程度上属保护机制，对毒性危害起缓冲作用。但在某些条件下，如感染、服用酸性药物等，体内平衡状态被打破时，储存库内的毒物可释放入血液，有可能诱发或加重毒性反应。有些毒物因其代谢迅速，停止接触后，体内的含量很快降低，难以检出；但反复接触，因损伤蓄积，仍可引起慢性中毒。例如反复接触低浓度有机磷农药，由于每次接触所致的胆碱酯酶活力轻微抑制的叠加作用，最终引起酶活性明显抑制，而呈现所谓功能蓄积。

第四节　毒物进入体内后的损害作用

毒物进入体内后除了发生上述一系列的生物学作用的同时，还会对人体各组织器官造成损害效应，即中毒发病。为了便于阐述，将这一过程大致分为生物学损害机制、损害方式与损害表现三个方面，分述如下：

一、毒物的生物学损害机制

进入体内毒物对人体产生的生物学损害过程，即干扰和破坏各组织细胞的生理生化功能的过程；但在这一过程中，由于不同毒物具有不同的物理化学特性，其损害的机制也有差别。目前由于对每种毒物的中毒发病机制还没有完全了解，这里仅能综合已发现的各种毒物作用机制，分述如下：

（一）改变酶的活性

毒物在人体组织细胞内，对酶活性产生影响的方式主要有以下几种。

1. 抑制酶的活性

有的毒物通过与酶活性中心的某些原子或功能基因（如巯基、羧基、烃基、氨基等）结合，使酶的活性发生可逆或不可逆性的抑制作用，无法和底物起作用。如有机磷、氨基甲酸酯类可直接与胆碱酯酶结合，抑制胆碱酯酶分解乙酰胆碱的功能，从而导致中毒反应。

2. 影响酶的辅基

有的毒物通过作用于酶的辅基，影响酶的正常生理功能。如肼类和酰肼类毒物可竞争氨基转移酶和氨基脱羧酶的辅酶磷酸吡哆醛，使这类酶的氨基酸脱氨基作用发生障碍，从而影响人体重要生理功能所需胺类的生成。如铅可消耗机体内的烟酸（辅酶的主要成分），当造成体内烟酸含量大幅度下降时，可使辅酶Ⅰ和辅酶Ⅱ的合成受阻，发生溶血性贫血。

3. 消耗酶的激活剂

有的毒物通过消耗酶的激活剂，使酶丧失正常功能。如氰化物的氰离子可与镁形成复合物，使三磷酸腺苷酶（ATP酶）的激活受到限制。

4. 结合酶的底物

有的毒物通过与酶的底物（基质）结合，中断酶的正常生理功能。如氟乙酰胺进入人体后，可转变为氟乙酸，与草酸乙酸结合形成氟柠檬酸（乌头酸酶的底物），从而抑制乌头酸酶在三羧基循环中的作用，导致氧化磷酸化过程发生异常。

（二）影响氧的摄取、运输和利用

毒物对人体组织细胞氧的摄取、运输和利用的影响，主要有以下几种方式：

1. 通过影响呼吸功能发挥作用

有的毒物进入体内，可抑制或麻痹呼吸中枢，或引起喉头水肿、支气管痉挛及肺水肿等，使呼吸功能发生障碍。如光气、磷化氢、氨等毒物可引起肺水肿，使氧的摄取减少，导致机体缺氧。

2. 通过改变血液成分发挥作用

有的毒物进入体内后，可使血液中的某些成分发生改变，干扰血液的正常运氧功能。如氮氧化物、芳香族硝基和氨基化合物可在血液中形成高铁血红蛋白，阻止血红蛋白与氧结合，并抑制其氧的释放，使血红蛋白失去携氧能力，使氧的运输发生障碍，从而导致人体发生缺氧性中毒反应。

3. 通过抑制组织细胞呼吸发挥作用

毒物在体内对组织细胞呼吸功能的影响，多见于抑制细胞对氧的利用。如氰化物的氰离子与氧化型细胞色素氧化酶中的三价铁结合，形成氰化高铁细胞色素氧化酶，阻碍酶的还原作用，从而使细胞对氧的利用发生障碍。一氧化碳可与还原型细胞色素氧化酶的二价铁结合，通过抑制此酶的活性影响细胞对氧的利用。

（三）影响细胞膜的生理功能

有的毒物可破坏细胞膜的某些正常功能，如四氯化碳进入体内后，可产生氧自由基，通过影响脂质膜的多烯脂肪过氧化作用，破坏脂质膜的完整性。如溶酶体膜的破裂，导致酶释放、线粒体及内质网变性，细胞死亡。铜可与细胞膜的巯基结合，使红细胞内还原性谷胱甘肽减少，并降低 6-磷酸葡萄糖脱氢酶的活性，导致红细胞的脆性增加，引起溶血。锌、汞、镉、铜、银等可与线粒体膜的蛋白起反应，影响三羧酸循环和氧化磷酸化过程。河豚毒素可选择性阻断膜对钠的通透性，从而阻断神经传导。

（四）其他毒害作用

已发现各种毒物的其他生物学损害作用，如肉毒杆菌毒素可使运动神经末梢不能释放乙酰胆碱，干扰和阻断突触和神经肌肉接头的神经生物电的传递活动，使肌肉产生麻痹。有机溶剂或吸入性麻醉药亲脂性强，可经血脑屏障进入脑组织，抑制脑功能。阿托品可通过竞争阻断毒蕈碱受体，产生毒性作用。强酸、强碱吸收组织中水分，与蛋白质和脂质结合，数秒钟内即引起接触部位组织细胞变性坏死。百草枯的脂质过氧化作用可导致肺纤维化等。

二、毒物的损害反应

毒物进入体内后，通过上述的各种生物学损害机制，产生的中毒反应方式，可归纳为以下几类：

（一）局部性损害

毒物的局部性损害，是指毒物直接对人体接触部位所引起的损害反应，如硫酸、硝酸及强碱等的局部腐蚀作用。

（二）反射性损害

大多数毒物能刺激黏膜和皮肤的感觉神经末梢，通过神经、体液等，反射性地影响整个机体；如作用于局部刺激性较大的毒物，能引起神经性休克。

（三）整体性损害

指毒物被吸收进入血液循环后，通过代谢途径表现出来的作用。有的毒物选择性地作用于某些脏器或组织中的神经末梢，有的则一般性地作用于某些感受器，从而引起机体神经的连锁反应。因为机体的器官与组织间有神经、体液相连，并且可产生相互作用、相互制约；故毒物引起某一器官的变化，最后必将导致其他未与毒物直接触器官也发生变化，并出现不同程度的功能障碍，甚至出现多器官功能不全综合征。

（四）蓄积性损害

有些金属毒物侵入人体后，长期贮存于肾、肝、脑、骨等组织中，但不出现症状；当过劳、饮酒、情绪改变或患病时，毒物才变为可溶性状态进入血液，引起中毒的急性发作。

第二章　体表未吸收毒物的清除

体表未吸收毒物是指因各种接触方式所致毒物沾染在皮肤、黏膜上或者眼睛内，而没有经吸收进入体内的这部分毒物。对这部分毒物的清除越及时、越干净，不仅可以减少毒物被吸收进入体内的量，更重要的是还可以有效终止毒物对人体损害的加重。因此，对体表未吸收毒物的清除，也是急性中毒抢救过程中的重要措施。但对这部分毒物的清除方式，应根据人体的不同部位、毒物的性质，采取相应有效措施，并且越快越好。

第一节　皮肤、黏膜沾染毒物的清除

当人体皮肤与黏膜沾上毒物时，有的可造成皮肤直接损害，有的可经皮肤吸收进入体内引起中毒。因此，正确、及时、彻底清除沾染在皮肤与黏膜上的毒物，也是急性中毒处置中的一项重要措施。

一、一般毒物的清除

首先尽快将中毒者移离中毒环境，立即脱去被污染衣物，迅速用大量微温清水（25～37 ℃），彻底冲洗被污染的皮肤。

（一）冲洗液选择

冲洗液一般采用清水，忌用热水，尤其是超过37 ℃的热水；不强调用中和剂，切勿因等待配制中和剂而贻误时间。

（二）冲洗方法

可利用各种方法如淋浴、水管冲洗等，以大量流动清水彻底冲洗被污染皮肤，必要时可反复冲洗，以达到稀释或清除皮肤、黏膜上的毒物，阻止毒物继续损伤皮肤或经皮吸收。

（三）注意事项

在冲洗沾染毒物的皮肤、黏膜时，要注意如下两个方面：

（1）要注意彻底清洗头皮、毛发、指甲缝、会阴、褶皱等部位沾染的毒物。

（2）对皮肤与黏膜创面上的毒物，应先用具有吸附作用的物品将其吸干净，然后用大量的清水冲洗。

二、特殊毒物的清除

（一）对酚类灼伤皮肤的处置

先用大量清水充分冲洗（至少 $10 \sim 15$ min）皮肤，然后反复涂抹蓖麻油（或其他植物油），忌用矿物油和乙醇。

（二）对强酸、强碱灼伤皮肤的处置

1. 处置方法

（1）对强酸灼伤皮肤的处置：应用大量清水冲洗10 min以上，然后对灼伤局部皮肤用 2% 碳酸氢钠、1% 氨水或肥皂水中和，再用清水冲洗。

（2）对强碱灼伤皮肤的处置：用清水冲洗10 min后，局部用弱酸（如 1% 醋酸）中和，再用清水冲洗。

2. 注意事项

在对强酸、强碱灼伤皮肤的处置中，其中和方法的应用，切勿在首次清水冲洗之前，否则由于中和反应产生热量，会加重皮肤损伤。亦可只用大量清水冲洗，不用中和解毒剂，避免引起化学反应产生热量，增加损伤程度。

（三）对酸性、碱性毒物沾染皮肤的清除

1. 处置方法

对酸性毒物沾染皮肤的处置，可用碱性溶液冲洗，如肥皂水、3％～4％碳酸氢钠溶液、石灰水等。对碱性毒物沾染皮肤的处置，可选用1％醋酸、1％～2％盐酸、2％～5％乙酸、3％硼酸、酸性果汁等清洗。

2. 注意事项

不应一味强调中和剂的使用，切勿因配制而贻误时机。冲洗液的量往往比冲洗液的类型更为重要。

（四）生石灰烧伤皮肤的处置

在使用清水冲洗之前，必须用干软布或软刷将固体石灰全部清除，再用有压力的水流迅速冲掉剩余颗粒，以免生石灰遇水溶解放出热力，损伤皮肤。

（五）农药污染皮肤的处置

1. 处置方法

迅速让患者脱离中毒现场，脱掉被污染的衣服、鞋袜。对有机磷、有机氮、氨基甲酸酯类、拟除虫菊酯类农药污染皮肤，可用微温肥皂水、淡碱水、1％～5％碳酸氢钠溶液反复冲洗皮肤，禁用热水，以防血管受热扩张，增加对毒物的吸收。对敌百虫污染皮肤忌用碱性液体冲洗。眼内溅入有机磷等农药，可用流动清水或生理盐水冲洗10 min以上，然后滴入1％～2％阿托品1～2滴，再滴入抗生素眼药水；眼内溅入有机氯农药可用2％碳酸氢钠溶液冲洗；对溅入眼内不知农药名称者，用流动清水反复冲洗10～15 min以上，然后滴入抗生素及可的松眼药水。

2. 注意事项

要注意对头发、指甲缝、皮肤皱褶处沾染的农药清洗。

（六）特殊化学物污染皮肤的处置

对特殊化学物如四氯化碳、苯酚、黄磷污染皮肤等的清洗，也应先用软纸、软布拭去，再用清水冲洗。

第二节　眼睛沾染毒物的处理

眼睛沾染毒物的处理，首先应查明进入中毒者眼睛的毒物种类、进入方式、量、时间，中毒者现有感觉及其程度，有利于确定处置方法。常用的处置方法有以下三种：

一、清水冲洗

一般在处置条件有限的状况之下，可直接用清水反复冲洗。其方法：（1）有条件者用流动清水反复冲洗眼睛内外，包括眼睑、角膜、结膜、穹隆部。（2）无条件时让中毒者将面部浸于装有清水的面盆中，眼睑反复做开眼、闭眼动作，使眼内外毒物被充分稀释清除；也可将面部浸入面盆清水内，拉开眼睑，上下、左右摆动头部，以达到清除毒物的作用。在清洗过程中要注意多换水。无论采用哪一种方法清洗，均必须达到10 min以上。

二、生理盐水或灭菌水冲洗

在有条件的状况下，可采用生理盐水或灭菌水反复冲洗眼睛内外，包括眼睑、角膜、结膜、穹隆部，至少冲洗10 min。

三、针对特殊毒物的冲洗

酸性毒物用2％碳酸氢钠溶液冲洗，碱性毒物用3％硼酸溶液冲洗；然后可点0.25％氯霉素眼药水，或0.5％金霉素眼药膏以防止感染。眼部接触具有刺激性、腐蚀性的气态、液态、固态化学物，应立即用流动自来水或生理盐水冲洗至少10 min。眼内溅入有机磷等农药，可用流动的清水或生理盐水冲洗10 min以上，然后滴入1‰～2‰阿托品1～2滴，再滴入抗生素眼药水；有机氯农药溅入眼内可用2%碳酸氢钠溶液冲洗；对溅入眼内不知农药名称的患者，用流动清水反复冲洗10～15 min以上，然后滴入抗生素及可的松眼药水。

四、注意事项

冲洗前，千万不要使用解毒剂，以免解毒剂与毒物产生化学反应时放热，增加损伤程度。

第三章　体内未吸收毒物的排出

体内未吸收毒物，主要指已进入人体胃肠道与呼吸道而未被吸收进入体内的毒物。在这些部位的毒物，与体表污染的毒物比较，由于其所在位置的特殊性，决定了对毒物的吸收更直接、更快，并且在处理方面更困难，要求的条件更高、更复杂。现将目前常用的一些方法介绍如下。

第一节　通过催吐排出毒物

催吐是清除进入胃内毒物最直接的有效方法，也是在处置急性中毒者时常用的方法之一。此方法简单易行，奏效迅速，在任何环境下均可立即施行。可将进入中毒者胃内大部分的毒物排出，达到减少毒物吸收的目的。这一方法的适用条件：可用于已明确属口服中毒并且神志清醒者，可适用于各种经口中毒者；对没有催吐禁忌证的中毒者，应尽快、尽早进行催吐处理。目前临床常用的催吐方式有机械刺激性催吐与药物刺激性催吐两类，现分述如下：

一、机械刺激性催吐

机械刺激性催吐的原理，是通过刺激中毒者的咽弓及咽后壁，使之产生反射性呕吐，将含有毒物的胃内容物吐出。

机械刺激性催吐可分为他人协助性催吐和中毒者自行性催吐两种方式。

（一）他人协助性催吐

施救者对中毒者进行的催吐。其操作过程：让中毒者取坐位，饮水约 300~500 ml（普通玻璃杯 1 杯）后，嘱其弯腰低头、面部朝下，施救者站在中毒者身旁，手心朝向中毒者面部，将中指弯曲伸入中毒者口中（若留有长指甲须剪短），用中指指腹向上钩按中毒者软腭（紧挨上牙部位为硬腭，再往后就是柔软的软腭），通过对软腭的按压刺激使其产生呕吐。如此反复操作，直到吐出液体变清为止。

对于中毒者不配合催吐时，可采用插胃管的方式，将水灌入中毒者胃内，然后拔出胃管，再行探咽催吐，或不拔胃管直接洗胃。

（二）中毒者自行性催吐

让中毒者自己采用某种可行方式刺激咽喉部产生呕吐。具体操作过程：让中毒者饮水约 300~500 ml，弯腰张开口，将自己的手指或者压舌板、匙柄、筷子等物件放入口内，上压咽弓及咽后壁，产生刺激性呕吐；可反复如此施行，直至吐出液体变清为止。

（三）实施咽喉刺激性催吐应注意的问题

（1）实施咽喉机械刺激性催吐的动作要轻柔，避免损伤咽喉部。

（2）如果中毒者口服的毒物过稠，可令病人饮适量微温清水（不可用热水）、盐水或选用其他解毒液体，再进行催吐。

（3）催吐可在中毒现场进行，也可在送医院的途中进行，以越快越好为原则。

二、药物性催吐

药物性催吐的原理，是让中毒者口服某些具有催吐作用的药物，以达到催吐目的。

（一）吐根糖浆催吐

1. 原理与效果

吐根糖浆可直接作用于胃黏膜和髓质催吐敏感区诱发呕吐。用于经口进入的毒物，催吐效果很好。一般在给予吐根糖浆30 min以内，可使95％的中毒者产生呕吐。

2. 应用方法

将吐根糖浆加入200 ml水（不可用热水）中口服，需要时30 min后可重复1次；第二次给药后，若患者仍未产生呕吐，则应改用洗胃清除毒物或者其他方法催吐。

3. 注意事项

（1）应用吐根糖浆催吐时要准确掌握剂量：成人每次30 ml口服，需要时30 min后可重复1次；6个月以内婴儿不宜用吐根糖浆催吐；6～12个月儿童每次10 ml，不重复；1～12岁儿童每次15 ml，可重复1次；12岁以上每次30 ml，可重复1次。最好将吐根糖浆配制成每瓶30 ml放置待用，既安全、又方便，急救单位或家庭均可备用。

（2）注意不可用吐根浸剂或吐根酊代替吐根糖浆作催吐液，因为这些替代品含依米丁量比吐根糖浆大14倍及20倍，以免发生依米丁中毒。

（3）对丧失或半丧失知觉或休克者，对侵蚀性或腐蚀性毒物中毒者，禁用吐根糖浆催吐。

（4）过量使用吐根糖浆，可引起血样腹泻、心律失常、心脏毒性、休克、惊厥等不良反应。

（5）活性炭可吸附吐根糖浆，使其呕吐作用失效。

（二）阿扑吗啡催吐

1. 原理与效果

阿扑吗啡可通过刺激催吐化学感受区引起呕吐，其作用快而强，一般在给药后3～10 min发挥催吐作用。

2. 应用方法

通过皮下注射给药，其用量成人为 3～5 mg，5 岁以上小儿，如有必需可给予1 mg。

3. 注意事项

（1）阿扑吗啡仅能用于不能口服催吐剂或不能施行洗胃术的中毒者。

（2）阿扑吗啡的不良反应大，不作常规使用；幼儿、体弱病人、孕妇，以及患有高血压、冠心病、肝病及休克、昏迷者等禁用，亦不可用于吗啡及中枢抑制性药物中毒者。

（3）如果使用阿扑吗啡导致的催吐效果过于强烈，可用氟哌啶醇对抗。

（三）硫酸铜催吐

1. 原理与效果

硫酸铜的催吐作用是通过刺激消化道反射性的兴奋呕吐中枢而发挥催吐作用，为有效的催吐解毒剂。

2. 应用方法

将硫酸铜 0.3～0.5 g溶于 150～250 ml温水中口服，若 15～30 min未发生呕吐，可再服 1 次，但其使用总量不宜超过1 g。

3. 注意事项

（1）要注意使用剂量一定要准确，过量的硫酸铜可发生中毒，有误服者出现恶心、呕吐、口内有铜味、胃有烧灼感；严重者还会出现腹绞痛、呕血、黑便，甚至造成严重肾损害和溶血，出现黄疸、贫血、肝大、血红蛋白尿、急性肾功能不全等；对眼和皮肤也有刺激作用。

（2）目前临床上已很少用硫酸铜作催吐剂，但对于磷化锌中毒时，硫酸铜则为有效的催吐解毒剂，因其能与磷结合形成不溶解的磷化铜，发挥解毒作用。

三、催吐应注意的事项

（一）催吐方法的选择

机械刺激性催吐与药物性催吐在催吐的时间上有差别，前者较快、直接，后者产生效应需要一定的时间。从减少毒物吸收的目的考虑，应以前者为佳。但也应考虑中毒者的具体情况。

（二）注意中毒者的禁忌证

以下七种情况不宜采用催吐方法排除中毒者胃内毒物：

（1）因口服强酸、强碱等腐蚀性毒物中毒者。

（2）因汽油、煤油等中毒者，催吐易引起吸入性肺炎。

（3）没有呕吐反射能力的中毒者。

（4）已发生昏迷、抽搐、惊厥者。

（5）口服阿片类、抗惊厥类药物、三环类抗抑郁药物等中毒者，因这些药物抑制了呕吐中枢而难以达到催吐目的。

（6）对于樟脑、士的宁等易致惊厥的药物中毒者，采用催吐方法可促使其发生惊厥。

（7）有严重心脏病、动脉瘤、食管静脉曲张、溃疡病等的中毒者不宜催吐，孕妇也要慎用。

（三）注意中毒者的体位

经催吐后，当中毒者发生呕吐时，应让其取左侧卧位、头部放低、面向左侧、臀部略抬高，幼儿则应俯卧、头向下、臀部略抬高。注意催吐时中毒者的体位，主要是为了防止呕吐物被吸入气管，引起窒息或肺炎。

第二节　通过洗胃排出毒物

洗胃是指将一定成分的液体灌入胃腔内，混合胃内容物后再抽出，如此反复多次。其目的是清除胃内未被吸收的毒物或清洁胃腔，临床上用于胃部手术、检查前准备。对于急性中毒如短时间内吞服有机磷、无机磷、生物碱、巴比妥类药物等，洗胃是一项重要的抢救措施。

一、洗胃时机

临床常规的洗胃时机把握，是根据正常人胃内容物可在6 h内排空的生理现象来确定。但对于急性中毒者的洗胃时机把握，可不遵循这一原则，应注意如下几个问题：①除了对食入毒物4～6 h以内者，必须进行及时洗胃之外。②要考虑中毒者的催吐情况，对于毒物不明的中毒者，其催吐不彻底或不能催吐时，必须立即洗胃。③要考虑中毒者的进食量与服毒量，当中毒者是在饱食后或者服毒量大，即使超过6 h也应洗胃。④要考虑毒物的形状，对于一些特殊形状的毒物，如粉末颗粒状毒物可减少胃肠蠕动，在胃内潴留时间较长，即使超过6 h仍应洗胃。⑤要考虑毒物的性质，有些毒物如镇静剂、麻醉剂等在胃内停留时间较长，有机磷农药在食进12 h后胃内仍有残存毒物；酵米面中毒，曾有对进食72 h后死亡者尸检，胃内仍有酵米面残留。因此，对这些中毒者的洗胃时间，可根据毒物性质而定，不要因病人服毒时间稍久而放弃洗胃。

二、洗胃原则

对中毒者进行洗胃，在时间上，凡口服中毒者，无论服药多少，即使中毒超过12 h，而症状没有好转者，应常规洗胃，以清

21

除胃内残留的毒物。在理念上，洗胃早晚，洗胃是否彻底，对抢救中毒者的成功与否，关系甚大。在方法上，首次彻底洗胃，持续胃肠减压，反复少量洗胃。在操作上，先出后入、快入快出、出入量相近。在毒物未明确时，插入胃管后，先抽出内容物，留作毒物鉴定，再灌注洗胃液。

三、洗胃液的选用

在给中毒者洗胃时，洗胃液的选用得当，对抢救中毒者具有重要意义。在无准备的条件下，可直接用清水，以免为配制洗胃液而耽误洗胃时机。在有准备的条件下，可针对中毒者的具体情况，尤其是针对毒物性质选择洗胃液。其选用洗胃液的原则是：对中毒者的毒物不明时，可选用温开水、生理盐水等通用洗胃液（见表1）。若已知毒物的种类，应选用相应的解毒剂作为洗胃液（见表2）。洗胃液的温度，一般为 $25\sim37\ ℃$。洗胃液的使用量，成人每次 $300\sim500\ ml$，小儿按每次 $10\sim20\ ml/kg$ 计算。洗胃必须反复多次进行，直到彻底清除胃内容物为止。

另外，在洗胃中应用体积分数为 $0.001\%\sim0.008\%$ 的去甲肾上腺素，可增加机体对洗胃引起机械损伤的耐受性。

表 1　常用洗胃液的用途及用量与注意事项

洗胃液名称	用途及用量	注意事项
微温水	用于毒物不明确的急性中毒	避免用超过37 ℃热液体，以防血管扩张，促进毒物吸收；注意灌入量及排出量应相等
0.45％盐水	成人每次 300～500 ml，儿童每次 100～200 ml，神志不清者酌减，每次 10～20 ml/kg，反复进行	
活性炭（医用）	成人 20～50 g 置于 250～500 ml 水中，儿童 15～30 g 置于 100～300 ml 水中摇匀。以上为每次量，可反复进行	吸附作用，用于多种药物及化学物质的急性中毒（详见活性炭应用）

续表

洗胃液名称	用途及用量	注意事项
高锰酸钾	以1：（5 000～10 000）为好，系氧化剂，可氧化毒物，用于巴比妥类、阿片类、士的宁、砷化物、奎宁、烟碱等中毒；由于其本身具有刺激作用，切勿使高锰酸钾的结晶接触口腔及胃黏膜	氧化作用，用于有机磷农药中的敌百虫中毒时洗胃，其他如对硫磷、内吸磷、甲拌磷、乐果、马拉硫磷、硫特普等不能用高锰酸钾液洗胃，因可增加毒性
碳酸氢钠	2%～5%碳酸氢钠溶液可沉淀多种生物碱，也可结合某些重金属及有机磷农药（敌百虫除外）	碳酸氢钠为碱性溶液，可产生气体，不可一次大量灌入。以防诱发大量气体将毒物驱入肠中，腐蚀性毒物中毒忌用
硫酸钠	2%～5%溶液，用于钡盐中毒	沉淀，生成硫化钡
硫酸铜	0.2%～0.5%溶液，仅用于无机磷中毒	沉淀，生成不溶的褐色磷化铜
葡萄糖酸钙、氯化钙	1%的溶液，用于氟化物、草酸盐中毒	沉淀，生成氟化钙、草酸钙
硫代硫酸钠	5%溶液，用于碘、砷、汞、氰化物中毒	与之结合形成无毒的硫化物
米汤、面糊	1%～10%淀粉，用于碘中毒	使碘不活动，灭能作用，直至洗胃液不显蓝色为止
甲醛次硫酸钠	5%溶液250 ml洗胃，用于汞中毒	沉淀作用
氨水、醋酸铵、碳酸铵	氨水（0.2%），醋酸铵或碳酸铵（1%），用于甲醛中毒	形成不活泼的乌洛托品

表2　各类农药中毒时可供选择的部分洗胃液

农药类别或名称	可供选择的洗胃液
有机磷农药	2％碳酸氢钠溶液（敌百虫中毒忌用），1∶5 000高锰酸钾溶液（硫代磷脂中毒忌用），1％食盐水
有机氯农药	2％碳酸氢钠溶液，1％食盐水
氨基甲酸酯农药	2％碳酸氢钠溶液，1％食盐水
有机氮农药	2％碳酸氢钠溶液，5％硫代硫酸钠液，1∶5 000高锰酸钾溶液，1％食盐水
拟除虫菊酯类农药	2％碳酸氢钠溶液，1％食盐水，1∶5 000高锰酸钾溶液
沙蚕毒系农药	1％食盐水，1∶5 000高锰酸钾溶液
有机硫农药	1％食盐水，1∶5 000高锰酸钾溶液
有机汞农药	5％硫代硫酸钠液，2％碳酸氢钠溶液，忌用生理盐水
砷（胂）制剂农药	先用氢氧化铁*洗胃，每10 min一匙，直至呕吐，然后再用生理盐水＋1％碳酸氢钠溶液洗胃
有机氟农药	1∶5 000高锰酸钾水，2％碳酸氢钠溶液，2％氯化钙液
各类除草剂农药	2％碳酸氢钠溶液，1％食盐水，10％硫酸亚铁液每15～30 min服10 ml，连续3～4次
各类抗生素农药	1∶5 000高锰酸钾溶液，1％食盐水
磷化锌	1％硫酸铜液1匙，每5 min一次直至呕吐，然后用1∶5 000高锰酸钾溶液洗胃；也可用0.1％～0.5％的硫酸铜液或3％过氧化氢（双氧水）洗胃
硫酸铜	0.1％亚铁氰化钾液，1∶5 000高锰酸钾溶液
安妥	0.05％～0.1％硫酸铜液，1∶5 000高锰酸钾溶液，5％硫代硫酸钠
抗凝血杀鼠药	1∶5 000高锰酸钾溶液，1％食盐水
烟碱	1％～3％鞣酸液，0.2％～0.5％活性炭水悬液，浓茶水
矮壮素	1∶5 000高锰酸钾溶液，1％食盐水
鱼藤精	1％～3％高锰酸钾溶液，浓茶水，0.2％～0.5％活性炭水悬液，2％碳酸氢钠溶液

　　注：用氢氧化铁洗胃液，只需平时配好12％硫酸亚铁溶液与20％氧化镁混悬液分别保存，用时等量混合摇匀即可。

四、洗胃方法的选择

洗胃方法有如下几种，可根据中毒者的具体情况选用。

（一）胃管法洗胃

1. 操作方法

（1）洗胃管的选择。

常用洗胃管的型号：在 22 号（0.7 cm）～31 号（1.1 cm）范围，根据中毒者的情况，以尽量选用较粗者为宜。常用洗胃管的结构：一端带有漏斗，另一端的尖端圆滑，侧面有数个小孔。

（2）插管前的准备。

在给中毒者插入洗胃管前，先让其坐着喝 1 杯水，清除口中的假牙或其他物品，并让中毒者张开口腔（必要时用开口器），告诉中毒者不要伸头或伸颈部。如果中毒者不配合，以床单或毯子将其固定，小儿亦应如此限制其活动。

（3）插管过程。

将涂有液状石蜡的洗胃管经口腔舌面或鼻腔轻柔插入，通过咽喉部从咽后壁弯曲向下插入胃中。如胃管记号达到牙齿以前遇阻碍时，不要用力放进，此时可轻轻移动胃管，再行施放，直到胃管进入至记号处（在牙齿处）为止。

（4）胃管插入长度。

关于胃管插入胃内的长度，有人做了两组不同插管长度的比较。B组按传统方法，通过测量耳垂至鼻尖再到剑突的长度，插入 45～55 cm；A组在 B组插管长度的基础上再插入 10～15 cm，即 55～70 cm。比较结果表明：①按照检验胃管在胃内的方法之一 "从胃管注入10 ml空气，同时在胃部听诊气过水声"，A 组多能听到，B组则很少能听到。②A组在未灌入洗胃液之前，多数能引流出较多原液，B组则非常少见（引出原液量少或引不出）。

③A组患者无论取何种体位，每次注入洗胃液后，流出快而通畅、洗胃时间短，洗胃彻底，并且洗胃后发生腹胀、腹痛、胃黏膜出血等并发症的概率低。

（5）检查胃管是否在胃内。

为了检查胃管是否在胃内，本节介绍3种方法：①将胃管的远端放于一杯水中，如有气泡发生，证明胃管不在胃内，而是误入气管。②用针筒由胃管注入适量（10 ml）空气，将听诊器放在剑突下胃区听诊，如可以听到气流进入的"咕噜"声，则证明胃管确实在胃内。③用注射器从胃管内能抽出胃内容物，证明胃管确实在胃内，否则不在胃内。然后令病人向左侧卧，使其头部低于腰部，以防液体进入气管。

（6）患者的体位。

关于洗胃时患者体位的选择，有人做了3种体位的比较，发现：①取左侧卧位时，食管和胃处于同一水平位置，当增加重量时胃的位置较低，十二指肠及幽门的位置相对抬高，这一体位时的洗胃液在排出时能保持通畅，流速加快，排液彻底，排空延长，可缩短洗胃时间，节省人力；可防止洗胃液通过幽门进入十二指肠，减少肠道对水分的吸收，防止其他并发症的发生；还能保持呼吸道通畅，减少和避免洗胃液被误吸到气管中引起肺水肿或窒息。②取仰卧位时，食管、胃、十二指肠肠曲同时处于一种水平位置，胃排空相对缩短，洗胃液排出不畅，易通过十二指肠进入肠道，增加水分的吸收。③取右侧卧时，与左侧卧位位置相反，当洗胃液增加胃的重量时，幽门及十二指肠在最低处，大量的水可直接进入小肠，增加水的吸收，不利于洗胃抢救成功。

（7）抽取胃内容物。

当胃管准确进入胃内后，立即抽取胃内容物，留作毒物检验标本；并且尽量将胃内容物抽干净后，再进行洗胃操作。

（8）洗胃过程。

当开始洗胃时，抬高胃管漏斗端，将洗胃液慢慢灌入至300～

500 ml，昏迷病人为 100～300 ml，小儿为 100～300 ml（按 10～20 ml/kg 计算）；待上端漏斗中的洗胃液剩余少量时，迅速放低胃管漏斗端，使洗胃液从胃管中流出；至液体流出量与灌入量相等时，再抬高漏斗端又灌入洗胃液，如此反复进行，一直至胃管内流出的液体变清、不带气味为止。若胃管中端有橡皮球，在放低漏斗端排出灌入液时，可挤压橡皮球又迅速放松，借助橡皮球产生的虹吸作用，加快液体流出速度。

（9）洗胃液量与温度的控制。

每次洗胃时，其灌入胃内液体量以 300～500 ml 为宜，量太大可引起胃扩张，致胃黏膜损伤、出血、穿孔等，并可将毒物冲入小肠，增加毒物吸收。若量太少，不易与胃内容物充分混合而排出。洗胃液的温度以 30～37 ℃ 为宜，水温过高容易导致血管扩张，加速毒物吸收；水温过低可刺激胃壁，促进胃、肠蠕动，使毒物进入小肠，增加毒物吸收的机会；同时过冷的液体还可引起病人寒战，加重病情。

（10）洗胃液出入量的控制。

洗胃时要严格掌握注入量与流出量必须相等，否则入多出少，可能由于胃内液体增加而逼入肠中，毒物亦可进入肠中，增加毒物与水的吸收，或可因此而发生水中毒；还可由于胃内液体增加致胃壁过度扩张，有造成胃破裂的危险。

（11）胃管留置。

洗胃完毕时，有些病人如有机磷中毒者，不必急于拔出胃管。因有机磷中毒者洗胃后，血液中有机磷可回渗入胃内，故须反复洗胃。

（12）拔胃管。

在洗胃终止后，拔出胃管时，可将胃管上端捏紧，使液体不至外流，再慢慢拔其末端，将至咽部时，则迅速拔出。

（13）洗胃意外处理。

在洗胃过程中，若发生中毒者惊厥或窒息，应立即停止操作。

2. 几种特殊情况的洗胃方法

（1）对重度昏迷伴发绀明显中毒者的洗胃。

对这类中毒者的洗胃，应先行气管插管，再下胃管洗胃。在洗胃时，其他抢救措施也应同时进行。当洗胃完成后，还要考虑毒物在体内存在着胃—血—胃和肝—肠循环，有的毒物还可从胃黏膜分泌至胃中，可留置胃管，做间断洗胃。另外，留置胃管还有胃肠减压、吸出坏死组织、监视有无消化道出血或继发感染的作用。洗胃后配合使用胃黏膜保护剂及抑酸药；早期、足量、短程使用激素可增加机体的耐受性，保护重要脏器，减少瘢痕形成；但使用不当会发生应激性溃疡、继发二次感染，妨碍伤口愈合，须谨慎使用。

（2）对口服腐蚀性化学物中毒者的洗胃。

对口服腐蚀性化学物中毒者，有人认为是洗胃的禁忌证，但不洗会使灼伤加重，导致日后食管与胃的瘢痕收缩狭窄，使生活质量下降。故有人权衡利弊，主张对口服时间不长、估计尚未穿孔者可酌情洗胃。并主张对这类患者的洗胃禁用洗胃机，采用手工洗胃为好；可选用硅胶管，洗胃后须留置胃管，不要轻易换管；所选洗胃液最好为无菌等渗盐水，每次注入量少于300 ml。

（3）对昏迷及不能合作的中毒者洗胃。

对这类中毒者的洗胃，按常规方法操作，对其食管内壁的毒物无法清除，会增加患者对毒物的吸收。应采用洗胃—洗食管—再洗胃的方法，即让病人左侧卧位，按常规插管洗胃后，改半卧位，将胃管头端退至食管中上段，灌入洗胃液50～80 ml继续下插2 cm，如此反复进行直至将胃管插入胃内，然后恢复左侧卧位，继续按常规洗胃，直至洗出液澄清、无味为止。

（4）对饱餐后中毒、意识清醒中毒者的洗胃。

对这类中毒者，应先行催吐，然后再插管洗胃；否则胃管管孔易被食物堵塞，影响洗胃效果。有的采取增加胃管侧孔法，即在普通胃管的侧孔上方3～5 cm处，剪两个与原来侧孔大小形状相同的侧孔，用砂纸磨平边缘。

（5）对胃管插入困难或插入失败者的处置。

对胃管插入困难或插入失败者，可采用的措施有：喉镜直视下插胃管，以气管内导管为套管插管，食管镜导入置管。亦有内镜下洗胃，此法适用于儿童、老年患者和有胃出血病史者。

（二）电动洗胃机洗胃法

常用的洗胃器有 SC 系列自动型洗胃机、电动负压吸引器、翻斗式洗胃器等，可选择使用。这些设备不仅灌洗迅速，操作方便，而且程序连贯、洗胃效果较好。

1. 操作方法

电动洗胃机的插胃管方法和胃管法相同，但在使用洗胃机之前应检查机器性能是否正常，所有管道是否畅通，有无扭曲，压力是否正常。电动洗胃机有自动控制和人工控制两种，将洗胃机的胃管插入胃内后，由洗胃机自动控制将洗胃液 300～500 ml 灌入胃中后，自动将胃内容物用负压吸引排出至负压瓶内。手动控制洗胃机，用手拨旋钮至注入部位向胃内灌入洗胃液，待达到 300～500 ml 时，将旋钮拨至排出部位，以负压吸出胃内容物；以后每次如以上方法灌洗，直至洗净为止。此法应有数人配合操作。

2. 注意事项

（1）检查灌入的液体量与实际注入量是否相符。

（2）调节好正、负压（正压值限制在 40 kPa 以内，负压值不宜超过 6.7 kPa）；负压过大，胃管触及胃壁，吸破胃黏膜，易致出血；注入压力过高，可使胃内压力骤升，当液体将用完时如未及时补充，易致大量空气注入，均可发生胃破裂。

（3）洗胃机储液瓶内的橡皮垫圈要保持完整，以保证瓶内正负压力正常。

（三）灌流洗胃法

插入胃管后，先用注射器抽出胃内毒物，留作检验样本。然后将三通管放在低于床面处，一端与有刻度的输液瓶相连，一端与胃管相接，另一端接橡胶管作排出洗胃液的通道；灌入洗胃液时，将连接输液瓶橡胶管上的夹子放松，这样经胃管灌入洗胃液，每次 300～500 ml，小儿为 100～300 ml（每次 10～20 ml/kg）；然后夹紧夹子，再放松排出管道的夹子，借助管内的虹吸作用将胃内容物排出。如此反复清洗，当排出液体变清、无味为止。但需注意每次灌入量与排出量必须相等。

（四）注射器抽吸洗胃法

用 16～18 号（直径 0.5～0.6 cm）的鼻胃管通过鼻腔进入胃内，其插入的要求和胃管法相同。当确知鼻胃管已在胃中时，上端接以 50 ml 注射器，灌入洗胃液，每次 100～300 ml，小儿酌减；然后抽出相当于注入量的胃内容物，再行灌入；如此反复进行，要求洗胃彻底。此法用于极度衰弱或休克的病人。

（五）剖腹做胃造口洗胃法

有的中毒者因喉头食管水肿，致反复插胃管失败，可立即行胃造口术洗胃。患者仰卧位、局麻，常规开腹显露胃前壁，在幽门窦处做两个荷包缝合，内荷包直径2.5 cm，外荷包直径3.5 cm；在内荷包直径上切开胃壁，放入 18 号肛管，深度约8 cm，收紧荷包，将胃壁固定于腹膜上，引出肛管并固定。通过此管将洗胃液灌入胃内反复洗胃，至胃液清亮无气味为止。开放引流两天，第三天拔除造口管，同时辅以综合治疗。

1. 适应证

剖腹做胃造口洗胃术能在直视下反复灌洗，清洗彻底，可缩短抢救时间。但需严格掌握适应证：①如一次大剂量口服、病情危急、来诊较早，来不及常规洗胃者。②有喉头痉挛，胃管插不进或食管静脉曲张，不能插管者。③呼吸衰竭或呼吸停止，急需插管而不能插胃管者。④胃内容物粗大、黏稠堵塞胃管，洗胃液抽不出者。⑤深度昏迷置管失败或置管有可能发生心搏骤停者。

⑥合并有胃出血或怀疑胃穿孔者。⑦饱餐后服毒堵塞胃管致洗胃失败者。⑧有贲门水肿、痉挛致胃管无法插入者。在这些状况下，均可采用本法洗胃。

此法简单易行，但属创伤性手术，增加了感染机会，不过只要严格掌握适应证，仍不失为抢救经口服中毒危重者的有效措施。

2. 禁忌证

采用剖腹做胃造口洗胃术的禁忌证：当有呼吸、循环状况恶化危及生命时，需经抢救后心肺功能基本稳定，方可施行此术。对口服腐蚀性毒物中毒而无剖腹指征的病人，则不能施行此术。

3. 注意事项

采用剖腹做胃造口洗胃术时需密切注意：

（1）密切注意病人的危重症状，随时做必要的抢救处理。

（2）开放静脉通路，改善血液循环动力流变，维持生命器官的相对稳定。

（3）注意应用解毒剂。

（4）术前术后均应注意防止出血与感染。

五、洗胃注意事项

（一）实施洗胃术前应注意的事项

（1）对昏迷中毒者的处置。对昏迷中毒者如必须洗胃，可采用注射器抽吸洗胃法洗胃，让中毒者的头部放低，取头低足高位，以防胃内物进入气管。

（2）对休克中毒者处置。对休克中毒者应先抢救休克，待收缩压维持在 12~13 kPa（90~100 mmHg），再用注射器抽吸洗胃法洗胃。

（3）对口服强腐蚀性毒物者的处置。对口服强腐蚀性毒物者禁忌洗胃，但如口服不太强烈的腐蚀剂且时间不长，可酌情谨慎洗胃，选用柔软而较细的胃管，外涂润滑剂，缓慢插入，每次注入量不超过60 ml,注入压力宜小,以防胃穿孔。

(4) 对其他重危病人如抽搐、昏迷等患者的处置。洗胃前也应先予纠正、控制;昏迷者可在气管插管的同时进行洗胃。

(二) 实施洗胃术中应注意的事项

(1) 对洗胃中突发惊厥的处置。在洗胃过程中,若中毒者发生惊厥,洗胃应立即停止,用速效镇惊剂止惊。如呼吸停止,应立即拔出胃管,做人工呼吸,行气管插管、给氧等措施,待呼吸恢复后,再进行洗胃。

(2) 在洗胃的同时,须应用特效解毒剂,以及其他对症治疗。

(3) 在使用电子洗胃机洗胃的,须注意该机运转的各个环节,屡见因疏忽而发生并发症者,应细致操作。正压瓶中排水管始终不能离开洗胃液最高平面,以免将空气注入胃内。

(4) 在洗胃过程中,如病人感觉疼痛,或回流液中有血液,应停止操作。

(5) 要反复灌洗,以尽可能彻底清除毒物,但洗胃时间不宜过长,一般在30 min内完成。

(6) 要严格控制每次灌注洗胃液的量,一般在500 ml左右,不宜过多,以免引起胃扩张或将毒物冲入肠内,促进毒物吸收。

(7) 操作要规范化,防止发生胃出血、胃穿孔、吸入性肺炎等。

(8) 洗胃时必须同时进行其他抢救治疗措施。

(三) 实施洗胃术后应注意的事项

(1) 洗胃完毕,应由胃管灌入活性炭或特效解毒剂。

(2) 洗胃后应随时注意检测病人水、电解质及酸碱平衡状况,由于大量灌进、排出,可能使身体水、电解质失衡而发生水中毒、脑水肿、低血钠、低血钾等,这是洗胃比较常见的并发症。

(3) 严密观察洗胃术后的其他并发症,如有发生,应及时治疗。

六、洗胃禁忌证

无论采用何种洗胃方法，均应严格掌握其禁忌证。

（1）对有深度昏迷的中毒者，洗胃后可引起吸入性肺炎。

（2）如中毒者服入毒物量大，病情较重，胃管难以插入，胃内有毒物滞留者，可考虑剖腹洗胃。

（3）口服强酸、强碱中毒者，若超过30 min，禁忌洗胃。

（4）汽油、煤油等口服中毒，不会因刺激产生咳嗽的反应，容易因干呕反流吸入气管，引起类脂性肺炎，故应注意肺内症状。

（5）对休克病人实施洗胃术应慎重。

（6）口服强腐蚀性毒物中毒，近期有胃穿孔、上消化道出血、食管胃底静脉扩张、主动脉瘤或恶性心律失常者及妊娠期妇女慎用。

（7）对神志不清、惊厥抽动、休克、昏迷者忌用洗胃术。

但上述这些禁忌证也不是绝对的，应针对患者具体情况，酌情处理。

七、洗胃并发症及其预防与处理

（一）急性胃扩张

1. 发生原因

（1）洗胃管孔被食物残渣堵塞，造成活瓣作用，使洗胃液体只进不出，多灌少排，进液量明显大于出液量，导致急性胃扩张。

（2）洗胃过程中未及时添加洗胃液，药液吸空或药管吸头一部分甚至全部浮出药液面，使空气吸入胃内，造成急性胃扩张。

2. 表现症状

腹部高度膨胀，呕吐反射消失，洗胃液吸出困难。

3. 预防及处理

（1）遇餐后中毒者，洗胃前应先刺激咽喉部，加速催吐，以

33

防食物阻塞胃管。

（2）对昏迷病人，小剂量灌洗更为安全可靠。

（3）洗胃过程中，保持灌入液量与抽出液量平衡，并严格记录出、入的洗胃液量。

（4）洗胃前备好足量药液，以防洗胃过程中因药液不足导致空气吸入胃内。

（5）洗胃过程中应严密观察病情变化，如神志、瞳孔、呼吸、血压及上腹部是否膨隆等。

（6）对于已发生急性胃扩张的患者，协助患者取半卧位，将头偏向一侧，并查找原因对症处理。如因洗胃管孔被食物残渣堵塞引起，立即更换洗胃管，重新插入将胃内容物吸出；如为洗胃过程中空气吸入胃内引起，则应用负压吸引将空气吸出等处理。

（二）上消化道出血

1. 发生原因

（1）插管创伤。

（2）病人剧烈呕吐造成食管黏膜撕裂。

（3）当胃内容物基本吸、排尽后，极易因洗胃机的抽吸造成胃黏膜破损和脱落而引起胃出血。

（4）烦躁、不合作的患者，强行插管引起食管、胃黏膜出血。

2. 表现症状

洗出液呈淡红色或鲜红色，清醒病人主诉胃部不适、胃痛，严重者脉搏细弱、四肢冰凉、血压下降、呕血、黑便等。

3. 预防及处理

（1）插管动作要轻柔、快捷，插管深度要适宜。

（2）做好心理疏导，尽可能消除病人过度紧张的情绪。

（3）抽吸胃内液时负压适度，洗胃机控制在正压0.04 MPa、负压0.03 MPa。对昏迷、年长者应选用小胃管、小液量、低压力抽吸（0.01～0.02 MPa）。

（4）如发现吸出液混有血液应暂停洗胃，按医嘱予胃黏膜保护剂，止酸、止血等。

（5）大量出血时应及时输血，以补充血容量。

（三）窒息

1. 发生原因

（1）清醒病人可因胃管或洗胃液的刺激引起呕吐反射，昏迷病人因误吸而发生窒息。

（2）严重有机磷中毒的病人因毒物对咽喉部的刺激造成喉头水肿，易导致呼吸道阻塞。

（3）胃管的位置判断错误，洗胃液误入气管引起窒息。

2. 表现症状

中毒者躁动不安、呼吸困难、发绀、呛咳，严重者可致心搏骤停。

3. 预防及处理

（1）插管前在胃管上涂一层液状石蜡，以减少对喉头的摩擦和刺激。

（2）患者取侧卧位，及时清除口腔及鼻腔分泌物，保持呼吸道通畅。

（3）熟练掌握胃管置入技术，严格按照证实胃管在胃内的三种方法进行检查：①用注射器抽取胃内容物，用试纸检查呈酸性。②用注射器快速注入 $10\sim20$ ml空气，同时用听诊器在胃区听到气过水声。③置管末端于水中，看到无气泡逸出。通过检查，确认胃管在胃内后，方可进行洗胃操作。

（4）如发生窒息，立即停止洗胃，及时报告医生，进行心、肺复苏抢救及必要的措施。

（四）吸入性肺炎

1. 发生原因

轻、中度昏迷患者，因意识不清，洗胃不合作，洗胃液大量注入未被吸出，引起反射性呕吐，洗胃液被吸入呼吸道；或拔除胃管时没有捏紧胃管末端，而使胃管内液体流入气管内导致吸入性肺炎。

2. 表现症状

病人表现为呛咳，肺部听诊湿啰音和水泡音。

3. 预防及处理

（1）洗胃时采用左侧卧位，头稍低偏向一侧。

（2）烦躁病人可适当给予镇静剂。

（3）昏迷病人洗胃前进行气管插管，将气囊充气，可避免胃液吸入呼吸道。

（4）洗胃过程中，保持灌入液量与抽出液量平衡，严密观察并记录洗胃出入液量。

（5）一旦有误吸，应立即停止洗胃，取头低右侧卧位，吸出呼吸道内吸入物，气管切开者可经气管套管内吸引。

（6）洗胃毕，协助病人多翻身、拍背，以利于痰液排出，有肺部感染迹象者及时应用抗生素。

（五）急性水中毒

临床上把脑细胞水肿、肺水肿、心肌细胞水肿统称为水中毒。

1. 发生原因

（1）洗胃时，多灌少排，导致胃内水贮存，压力增高，洗胃液进入肠内吸收，超过肾脏排泄能力，血液稀释，渗透压下降，从而引起水中毒。

（2）洗胃导致失钠，水分过多进入体内，使机体水盐比例失调，发生水中毒。

（3）洗胃时间过长，增加了水的吸收量。

2. 表现症状

早期患者出现烦躁，神志由清楚转为嗜睡，重者出现球结膜水肿，呼吸困难，癫痫样抽搐、昏迷。肺水肿者出现呼吸困难、发绀，呼吸道分泌物增多等表现。

3. 预防及处理

（1）对昏迷患者用小剂量灌洗更为安全，洗胃时每次灌注液限为 300～500 ml，并保持灌洗出入量平衡。

（2）洗胃过程中应严密观察病情变化，如神志、瞳孔、呼吸、血压及上腹部是否饱胀等。对洗胃时间相对较长者，应在洗胃过程中常规检查血电解质，并随时观察有无眼球结膜水肿及病情变化等，以便及时处理。

（3）在为急性中毒患者洗胃时，如相应的洗胃液不容易取得，最好先用 1 000～1 500 ml 温清水洗胃后，再换为 0.9%～1% 的温盐水洗胃至胃液清亮无味为止，避免造成低渗体质致水中毒。

（4）一旦出现水中毒应及时处理，轻者经禁水可自行恢复，重者立即给予 3%～5% 的高渗氯化钠溶液静脉滴注，以及时纠正机体的低渗状态。

（5）如已出现脑水肿，及时应用甘露醇、地塞米松纠正。

（6）出现抽搐、昏迷者，立即用开口器、舌钳（用纱布包缠）保护舌头，同时加用镇静药，加大吸气流量，并应用床栏保护病人，防止坠床。

（7）肺水肿严重、出现呼吸衰竭者，及时行气管插管，给予人工通气。

（六）虚脱及寒冷反应

1. 发生原因

洗胃过程中病人恐惧、躁动不安、恶心、呕吐，机械性刺激迷走神经，张力亢进，心动过缓加之保温不好，洗胃液过凉等因素造成。

2. 表现症状

病人面色苍白、口唇发绀、周身皮肤湿冷、寒战、脉搏细弱。

3. 预防及处理

（1）清醒病人洗胃前做好心理疏导，尽可能消除病人紧张恐惧的情绪，以取得合作，必要时加用适当镇静剂。

（2）注意给病人保暖，及时更换浸湿衣物。

（3）洗胃液温度应控制在 25～38 ℃之间。

（七）胃穿孔

1．发生原因

（1）多见于误食强酸、强碱等腐蚀性毒物而洗胃者。

（2）病人患有活动性消化道溃疡、近期有上消化道出血、肝硬化并发食管静脉曲张等洗胃禁忌证。

（3）洗胃管堵塞，出入量不平衡，短时间内急性胃扩张，继续灌入液体，导致胃壁过度膨胀，造成破裂。

（4）医务人员操作不慎，大量气体被吸入病人胃内致胃破裂。

2．表现症状

腹部隆起，剧烈疼痛，腹肌紧张，肝浊音界消失，肠鸣音消失，脸色苍白，脉细速。腹部平片可发现膈下游离气体，腹部 B 超检查可见腹腔有积液。

3．预防及处理

（1）误服腐蚀性化学品者禁止洗胃。

（2）正确掌握洗胃操作技术，洗胃过程中，保持灌入与抽出量平衡，严格记录洗胃出入液量。

（3）洗胃前详细询问病史，有洗胃禁忌证者，一般不予洗胃。有消化道溃疡病史，但不处于活动期者洗胃液应相对减少，一般每次300 ml左右，避免胃穿孔。

（4）电动洗胃机洗胃时压力不宜过大，应保持在100 mmHg左右。

（5）洗胃过程中应严密观察病情变化，如神志、瞳孔、呼吸、血压及上腹部是否饱胀，有无烦躁不安、腹痛等。

（6）对胃穿孔者立即进行手术治疗。

（八）中毒加剧

1. 发生原因

（1）洗胃液选用不当，如敌百虫中毒者，应用碱性洗胃液，会使敌百虫转化为毒性更强的敌敌畏。

（2）洗胃液灌入过多，造成急性胃扩张，增加胃内压力，促进毒物吸收。

（3）洗胃液过热，易烫伤食管、胃黏膜，使血管扩张，促进毒物吸收。

2. 表现症状

清醒患者意识可逐渐变模糊，昏迷患者则脉搏细速，血压下降等。

3. 预防及处理

（1）毒物的理化性质不明者，选用温清水洗胃。

（2）洗胃时先抽吸胃内浓缩的毒物后再灌注洗胃液，避免毒物被稀释后进入肠道内吸收。

（3）保持灌入与抽出的液体量平衡，严格记录出入量。

（九）心衰或心搏骤停

患有严重心脏病者，由于插胃管可能会给患者带来不适、恶心、呕吐甚至挣扎，这样会加重心脏负担，加重或诱发心衰。由于胃管的机械刺激，可引起迷走神经兴奋，反射性引起心搏骤停。

（十）呼吸停止

如患者处于抽搐持续状态，呼吸抑制，此时如果洗胃可能会导致呼吸停止。

第三节　通过吸附与沉淀排出毒物

一、吸附排毒

（一）活性炭

活性炭是强力的吸附剂，具有颗粒小、表面积大的特点，具有很强的吸附作用，可吸附很多毒物（见表3），阻止其在胃肠道中的吸收。它不能以通用解毒剂或烧焦的面包片来代替，因为后者效果不确定，且通用解毒剂有损害肝脏的毒性。

表 3　活性炭能吸附的药物和其他的化学物质

对乙酰氨基酚（扑热息痛）	乙酰半胱氨酸	草酸
阿司匹林	苯丙胺	有机磷
吲哚美辛（消炎痛）	阿托品	苯酚
吗啡	樟脑	青霉素
阿片	氯苯那敏（扑尔敏）	酚酞
保泰松	可卡因	氯丙嗪
巴比妥类药物	秋水仙碱	奎宁
卡马西平（痛痉宁）	洋地黄毒苷	士的宁
氯氮（利眠灵）	碘	四环素
地西泮（安定）	吐根	茶碱
格鲁米特（导眠能）	氯化汞	甲苯磺丁脲（甲糖宁）
苯妥英钠	亚甲蓝	三环类抗抑郁药
丙戊酸钠	毒蕈碱	

1. 活性炭的用法

活性炭对药物及毒素的吸附能力的比例是（5～10）∶1。通常的用法：

（1）将活性炭30～50 g（儿童减量）置于400 ml水中摇匀成混悬液，按每次5 ml/kg，口服或由胃管灌入，再从胃内移出，如此反复实施，根据由活性炭吸附药物与毒素能力的比例，估计反复的次数，最后留置10～30 g活性炭于胃中，再给以泻剂。

（2）活性炭30～100 g（成人）、15～30 g（儿童）置于250～500 ml水中制成混悬液，口服或灌胃，首次灌入后给以泻剂；以后反复给以同样剂量活性炭，每2～6 h一次，直至第一次排出活性炭大便为止。此法能加快被活性炭吸附的药物及毒素排出，简单而实用，是一种比较安全的解毒方法。

2. 注意事项

（1）活性炭不要与吐根催吐剂同时使用，否则后者将被活性炭吸附而失去催吐能力。一般是在将胃内容物呕吐或洗胃排出以后，再给活性炭以吸附残余毒物，或直接灌入活性炭以吸附毒物，对于吸收迅速的毒物，此法尤为适用。

（2）活性炭为无臭、无味的黑色粉末，应保持干燥，贮存于盖严容器中，勿使受潮、干结，以每100 g装于密封较好的瓶中备用，省略急用时称量的手续，用时方便。

（3）活性炭对某些药物与解毒剂也有吸附作用，因此在使用了解毒剂的同时，若使用活性炭，则可失去解毒剂的效力，如对乙酰氨基酚（扑热息痛）的特效解毒药为乙酰半胱氨酸，这两者均能被活性炭吸附。因此已用乙酰半胱氨酸时，则不用活性炭。

（4）活性炭除能吸附上述药物及化学物质外，尚可吸附一些动物毒素和植物生物碱。

（5）活性炭不能吸附金属、无机盐（锂、砒）、乙醇、异丙醇、甲醇、碱及酸。

（二）其他吸附剂

1. 对口服百草枯中毒者，可用15％～30％漂白土、7％皂土或活性炭吸附效果较好。

2. 褐藻酸钠对锶（Sr）等金属有特殊亲和力，能与^{90}Sr 络合，阻止锶的吸收。口服 20％褐藻酸钠糖浆的吸附效果较好。

二、沉淀排毒

采用某些药物使中毒者胃肠内的毒物成为不溶性物质，以防止其继续吸收。硫酸钠可用于氯化钡、碳酸钡中毒，与之形成不溶性的硫酸钡。普鲁士蓝可用于铊化合物中毒，通过铊置换普鲁士蓝的钾，形成不溶的铊盐。氟化物如氢氟酸等中毒，可给予葡萄糖酸钙，其钙与氟化物结合形成不溶性氟化钙，还可纠正中毒所致的低钙血症。葡萄糖酸钙也可和乙二醇、乙二酸（草酸）结合成草酸钙，阻止其吸收。

第四节　通过导泻及肠道灌洗排出毒物

多数毒物进入肠道后可经小肠和大肠吸收，引起肠道刺激症状及各脏器中毒表现，故欲清除经口进入的毒物，除用催吐及洗胃方法外，尚须导泻及灌洗肠道，使已进入肠道的毒物，尽可能地迅速排出，以避免或减少在肠内吸收，导致中毒现象加重。但如果系腐蚀性毒物中毒或极度衰弱的病人，则忌用导泻及灌洗肠道。

一、导泻排毒

对中毒者进行导泻的目的，是为了使进入肠道的毒物尽快排出，一般在洗胃后，直接从胃管灌入导泻剂进行导泻，或者口服均可。目前常用的导泻剂有硫酸镁、硫酸钠，近年来采用山梨醇或甘露醇，这些药物起作用快、维持时间长，且不被活性炭吸附。

（一）硫酸镁导泻

1. 原理与作用

硫酸镁易溶于水，水溶液中的镁离子和硫酸根离子均不易为肠壁所吸收，从而使肠内渗透压升高，体液的水分向肠腔移动，使肠腔容积增加，肠壁扩张，刺激肠壁的传入神经末梢，反射性地引起肠蠕动增加而导泻。硫酸镁可作用于全部肠段，且作用快而强；故被用作导泻剂和十二指肠引流剂。

2. 应用方法

对成人的使用量为 $15 \sim 20$ g，儿童为250 mg/kg，将其配成10％溶液口服。

3. 注意问题

（1）由于镁对神经、呼吸、心脏有抑制作用，当有胃肠麻痹、肾功能减退及一些抑制肠蠕动药物中毒等，都可增加镁的吸收，形成高血镁，发生镁中毒。故对这类中毒者应用硫酸镁导泻时，应当慎重，通常以硫酸钠导泻为好。

（2）导泻时如使用硫酸镁的浓度过高，可引起脱水；在使用时最好同时多饮水。

（3）对有胃肠道溃疡与破损的中毒者，易造成大量镁的吸收而引起镁离子中毒。

（4）对孕妇、急腹症患者禁用硫酸镁导泻。

（5）对有肠道出血者及经期妇女禁用。

（6）不宜用于中枢抑制性药物（如苯巴比妥）中毒的导泻，以防加重对中枢的抑制作用。

（二）硫酸钠导泻

1. 原理与作用

硫酸钠为容积性泻药，因其不易被肠壁吸收而又易溶于水，在肠内形成高渗盐溶液，因此能吸收大量水分并阻止肠道吸收水分，使肠内容积增大，对肠黏膜产生刺激，引起肠管蠕动而加速排便。其导泻作用较硫酸镁弱且无高血镁所致的不良反应。本药还有拮抗体内钡离子的作用。

2. 应用方法

硫酸钠的成人用量为 $15 \sim 20$ g，儿童为250 mg/kg，可将其配成 10% 溶液口服。

3. 应用注意事项

（1）相对于硫酸镁，硫酸钠是一种比较强的导泻药，对人体的伤害较大，应当慎用。

（2）硫酸钠能与钡离子形成不溶性硫酸钡，在阻断钡离子的毒性作用的同时，会形成大量硫酸钡沉淀而导致肾小管阻塞、坏死，以致产生肾功能衰竭。

（3）对年老体弱者、充血性心力衰竭者及有水肿患者的使用要慎重。

（4）对妊娠妇女、月经期妇女的使用要慎重；用于治疗钡中毒时，应同时给予氯化钾和大量输液。

（三）甘露醇及山梨醇导泻

1. 原理与作用

甘露醇与山梨醇口服后，肠道对其吸收很少，从而可升高小肠液的渗透压，形成高渗环境，使液体渗出于肠腔，蓄积而产生渗透性腹泻，故医疗上常用于结肠镜检查前导泻以清洁肠道。

2. 应用方法

这两种药的成人用量为 20% 甘露醇或 25% 山梨醇250 ml，儿童用量为2 mg/kg。一般在洗胃后由胃管灌入。在服用后1 h开始腹泻，3 h后排便干净，优于盐类泻剂。若灌入活性炭后，再用甘露醇或山梨醇，更能增加未吸收毒物的排出效果。

3. 应用注意事项

（1）口服甘露醇粉或山梨醇粉的不良反应较少见，但也有导致剧烈腹痛、肠梗阻、肠穿孔、低钠性脑病甚至猝死等严重不良反应的报告，故也应引起临床注意。最好到医院查明原因后针对性治疗。

（2）过量的甘露醇或山梨醇进入大肠，被肠道细菌利用，发酵产生大量挥发性物质，如果超出了血液吸收和粪便排出的数量极限，会引起胃肠胀气。

（四）中药导泻

中药大黄、芒硝导泻效果确切，可酌情使用。方剂为当归10 g，大黄、明矾各50 g，甘草15 g，煎服。芒硝具有软坚治燥，大黄具有泻下治实之作用，两者合用药力迅猛，一般病症在服药后0.5～1 h便有腹部微痛而泻下。

（五）导泻应注意事项

（1）当毒物已引起严重腹泻时，或中毒已超过48 h，不必再行导泻。

（2）老年及体弱者、婴幼儿和心血管系统不稳定者，慎用泻药。

（3）硫酸镁不适用于肾衰竭或有中枢神经抑制的患者。

（4）多次大剂量使用渗透性泻药可引起低血压、低血容量性休克。

（5）油剂药不能用于脂溶性毒物的导泻，以免增加吸收。

二、肠道灌洗排毒

（一）适用范围

本法适用于口服毒物，经用泻药排毒数小时后尚未发生作用的中毒者；适用于抑制肠蠕动的药物（如巴比妥类，吗啡类）等，及重金属中毒；还适用于直肠吸收的毒物与误用毒物灌肠或从肛门纳入毒物等。但采用本法必须严格掌握灌肠液出入量相等的原则。

（二）常用方法

（1）可用"Y"形管将大量液体做高位连续灌洗。一般重症病人用量：成人约需5 000 ml，儿童约为1 500～3 000 ml。这种方法适用于存在小肠内的毒物。

（2）近年还有全肠道灌洗法，通常从鼻胃管滴入 4～6 L液体。可使用非吸收性溶质，如聚乙二醇引起大量腹泻，快速有效地清除全肠道毒物。这种方法适用于大量摄入毒物，又不能用催吐或洗胃法清除者，如摄入缓释胶囊，含铁片剂等。

（三）灌洗液的选用

（1）可用温水、肥皂水、盐水高位灌肠 1～2 次，每次 100～200 ml。

（2）可用 1％的微温肥皂水500 ml，加入活性炭30 g，做高位连续清洗，可促进毒物排出。

（3）对于腐蚀性毒物中毒，可灌入蛋清、稠米汤、淀粉糊、牛奶等，以保护胃肠黏膜，延缓毒物的吸收。采用口服炭末、白陶土有吸附毒物的功能。

（4）有机磷农药中毒用 20％甘露醇250 ml灌肠，导泻作用较强。

（5）在某些特殊情况下，还可灌入解毒剂、吸附剂、沉淀剂等。

第五节　呼吸道吸入毒物的处理

呈气态的有毒气体，可经人体呼吸道吸入引起中毒。

一、现场处置

迅速安全地将中毒者救出有毒环境，移送到上风向、空气新鲜处；解开中毒者的衣扣、腰带，清除呼吸道分泌物，保持呼吸道通畅、保温。立即给中毒者吸入氧气，稀释吸入的毒气，并促进毒气排出（但除草剂百草枯中毒，初期急诊治疗应避免使用氧气，以免加重病情）。若病人出现昏迷时，有假牙要取出，并将舌头牵引出来。

二、应用解毒剂

对某些有害毒剂，适当选用对症的解毒剂，如氰中毒应用亚硝酸戊酯等。

三、维持生命体征

维持中毒者的生命体征，如呼吸、心搏骤停立即进行心肺脑复苏。

四、注意事项

（一）抢救者的自身安全

进入含有高浓度的毒物，如硫化氢、一氧化碳、氰化物等，或空气中氧浓度大幅度降低的现场抢救病人，抢救者自身必须有防护措施；如佩戴有效的过滤式防毒面具或供氧式面具，系好安全带等；向中毒现场环境内送风，并有人监视及指挥。

（二）避免吸入中毒者呼出的毒气

当抢救人员对中毒者进行口对口人工呼吸时，要注意避免吸入中毒者呼出的毒气，以免引起中毒，尤其是抢救某些毒性较强的毒物中毒者时，更应注意。

（三）做好环境处理

在抢救中毒者的同时，应有人做好现场环境处理，防止毒物继续扩散。

第四章　体内吸收毒物的血液净化

当进入胃肠内的毒物被吸收进入体内后，首先以血液中的分布量最大，再经血液运输分布到身体的各个部位。因此，除去血液中的毒物，即血液净化也是解除毒物对人体损害的重要环节，并且这一急救技术目前的发展较快，已出现很多方法。

第一节　血液净化的基本概念

一、技术发展与分类

对已有毒物吸收进入体内的中毒者做血液净化治疗，是指把其血液引出体外经过净化装置，从血液中直接清除毒物，达到净化血液，减少毒物对机体的毒性作用，以缓解或解除中毒症状的一系列技术。这些技术经过几十年的发展，已形成很多种方式。

（一）技术发展

19世纪苏格兰化学家 Thomas Graham，首先提出"透析"（dialysis）概念。他以涂上鸡蛋清的羊皮纸为半透膜做实验，发现了透析现象。他预言关于渗透的发现，将会在医学上得到应用。半个世纪后，美国的 John Abel 及同事于 1912 年首次成功进行了动物活体扩散实验；于 1913 年在荷兰展示了管状透析器，首次把它叫作"人工肾脏"。第一次世界大战之后，许多由战伤及战壕性肾炎导致的急性肾功能不全，迅速发展到尿毒症，亟须一种有效

疗法来挽救患者，促进了血液透析技术的研究步伐。德国人
Georg Haas 首先把透析原理应用到临床医学。在 1925 年，他用火
棉胶做透析膜，用纯化水蛭素抗凝，以狗做实验，获得成功。
1926 年 Haas 又首次在人体进行了实践。此后由于透析膜的材料
及抗凝剂的问题，血透的研究和运用趋于沉寂，直到肝素的纯化
可供人体使用，及发明赛洛玢制成透析膜。1945 年荷兰医生 Kolff
对一例急性胆囊炎合并急性肾功能不全昏迷病人，进行透析并康
复出院。这是历史上第一例用血透救活的急危病人。到 1955 年
Kolff 进一步制成双蟠龙形人工肾，主要用于治疗急性肾功能不全
和急性毒物中毒，由美国 Travcnol 公司批量生产。后来世界上又
出现了平流型、平板型、积层型透析器，促进了人工肾的发展，
一直沿用到 20 世纪 70 年代。1967 年 Lipps 制成的空心醋酸纤维
透析器，它具有体积小、透析率高、除水能力强等优点，一时风
靡世界，现已出现 200 多种类型。血透技术挽救了无数急性肾功
能不全及急性中毒的危重病人。1960 年美国 Scribner 等，将动—
静脉分流术成功用于血透，后经世界各国医学家的不断改进，血
透逐渐用于慢性肾功能衰竭。现在血液透析术已是公认的慢性肾
功衰竭的有效治疗手段。

尤其是近 10 年来，血液净化技术及净化装置采用最新电子自
控技术和最佳高分子化学材料，使透析器在向着小型化、高效化
发展；其安全性能方面也达到了理想的水平。在腹膜透析方面，
现在已发展到连续性非卧床腹膜透析（CAPD）和持续性循环式腹
膜透析（CCPD）。

（二）技术分类

已出现的血液净化技术，按其操作方式与原理分类，可分为：

1. 按操作方式分类

血液净化技术按实施方式分类，可分为间断性血液净化与连
续性血液净化两类。

（1）间断性血液净化

包括传统的血液透析（HD）、血液滤过（HF）、血液透析滤过（HDF）、血液灌流（HP）、血浆置换（PE）、免疫吸附（IA）、脂蛋白分离（LP）。

（2）连续性血液净化

包括连续性动—静脉血液透析（CAVHD）、连续性动—静脉血液滤过（CAVHF）、连续性动—静脉血液透析滤过（CAVHDF）、缓慢连续性超滤（SCU）、连续性动—静脉高流量血液透析（CAVHFD）、高容量血液滤过（HVHF）、连续性血浆滤过吸附（CPFA）。

2. 按技术原理分类

血液净化技术按其清除血液中物质的作用原理，可分为以下4种类型：

（1）血液透析。

血液透析基于扩散原理，通过一层半透膜，将分子量小于600 U和高度水溶性毒物从血液中大量清除掉。根据膜平衡的原理，将患者血液通过半透膜与含一定成分的透析液相接，两侧可透过半透膜的分子（如水、电解质和中小分子物质）跨膜移动，达到动态平衡，从而使血液中的代谢产物，如尿素、肌酐、胍类等中分子物质和过多的电解质，通过半透膜扩散到透析液中，透析液中的物质如碳酸氢根和醋酸盐等也可以扩散到血液中，从而清除体内有毒物质，并补充体内所需物质。

腹膜透析在原理上则是利用腹膜作为半渗透膜，根据多南膜平衡原理，将配制好的透析液经导管灌入患者的腹膜腔，通过腹膜两侧存在溶质的浓度梯度差，来达到清除体内代谢产物、毒性物质并纠正水、电解质平衡紊乱的目的。

（2）血液滤过。

血液滤过是基于滤过原理，通过一层半透膜和压力梯度，将血浆和溶于其中的分子量小于40 000的物质过滤掉。此类技术是模仿肾脏的工作原理来清除溶质。将患者的血液通过连接管道直接引入血液滤过器，通过滤过压和滤过膜对流作用，将血液中的水分和中、小分子物质滤出，未被滤过的大分子物质和血液的有形成分连同置换液一道，经回路系统回输到体内，从而达到血液净化的目的。与血液透析相比，血液滤过对大、中分子毒素的清除效果优于血液透析，但其对小分子毒素的清除则较差。另外，血液滤过能迅速清除水分，且对患者的血流动力学影响较小。

（3）血液灌流。

血液灌流是将患者动脉血引入储有吸附材料的血液灌流装置，通过接触血液使其中的毒物、代谢产物被吸附达到净化目的，然后再回输体内。血液灌流能有效去除血液内肌酐、尿酸、中分子物质、酚类、胍类、吲哚、有机酸及多种药物，但不能去除水分及电解质，因此治疗尿毒症时，一般应与血透或血滤联用。

近年来出现的免疫吸附技术也是据其吸附原理发展起来的一种新技术，它将高度特异性的抗原、抗体或某些具有特定物理化学亲和力的物质（配体）与吸附材料（载体）结合，制成吸附剂（柱），利用其特异性吸附性能，选择性或相对特异性地清除患者血液中内源性致病因子，从而达到净化血液、缓解病情的目的。

（4）血浆置换。

血浆置换是将患者血液引入血浆交换装置，将分离出的血浆弃去，并补回一定量的血浆，借以清除患者血浆中的毒物。

二、在急性中毒救治中的应用

血液净化技术自从 1955 年 Schriener 首次报道用于治疗一例大剂量阿司匹林中毒患者以来，已发展成为现代急性中毒救治的重要手段。可直接从中毒者的血液中清除毒物，以达到减少毒物对中毒者机体的损害、控制并发症、提高抢救成功率的目的。但其应用效果与血液净化所能清除血液中毒物的量有直接的关系，其清除量与毒物特性、中毒者身体状况、血液净化技术本身特性均有关。

（一）毒物特性对血液净化的影响

中毒者体内毒物对血液净化效果的影响，主要体现在四个方面：

1. 毒物的分子量

毒物的分子量大小，决定其是否能通过血液净化装置的透析器膜、滤过器膜、血浆分离器膜。当毒物的分子量小于5 200，能很快通过滤过器膜；但有的毒物的分子量较大，尤其是与血液中蛋白结合后，其分子量增大，就不易通过血液净化处理器的膜。这是选用血液净化方法需要考虑的毒物因素之一。

2. 毒物的分布容积

毒物的分布容积是指毒物在血管内、外分布的比例。与组织结合率高的毒物（如地高辛、三环抗抑郁药、甲氧氯普胺），其分布容积大，说明它主要分布于血管外；只有毒物的分布容积小于1 L/kg者，即毒物在血液中的含量高于存在于机体的含量，才能通过血液净化技术被有效地清除。这是对中毒者进行血液净化治疗需要考虑的毒物因素。

3. 毒物与蛋白的结合率

毒物与蛋白结合率是指毒物在血液中与各种血浆蛋白结合的能力。毒物无论在血液中、还是在组织中，都是以游离型和结合型两种形式呈动态平衡存在。呈游离型的毒物能通过对流和扩散的血液净化方法清除，而呈结合型的毒物则不易被清除。一般来说，脂溶性高的毒物其蛋白结合率高，水溶性高的毒物其蛋白结合率低。与血液中蛋白结合率高的毒物（如新青Ⅱ、苯妥英钠）主要分布于血管内，但由于形成了毒物—蛋白结合物，也必然增加毒物的分子量，这也是采用血液净化技术需要考虑的毒物因素之三。一般在理论上，当毒物与血浆蛋白的结合量小于60%，即为该毒物与蛋白的结合率低。

4. 毒物在血液与组织间的转移

当对中毒者实施了血液净化治疗后，患者血液中的毒物浓度已出现明显降低，但由于组织中毒物可不断向血中转移，血中浓度又会上升，引起病情反跳；对于这类情况，须采用连续血液净化技术，才能获得好的效果。这是对中毒者实施血液净化治疗方式需要考虑的因素之四。

（二）中毒者特性对血液净化的影响

1. 中毒时间

要证明血液净化疗法在临床上有效，理想的情况是毒物排出的增加，使其在中毒者血中浓度降低，使靶器官和组织细胞中毒物浓度减少，进而缩短病程使患者痊愈。然而事实上只有很少毒物符合这一状况，如锂盐（抗精神病药）、苯巴比妥、氨茶碱等。有些毒物即使通过血液净化技术使其排出增加，但因实施太晚，毒物已经侵入靶器官和组织细胞并引起损害，仍然不能扭转乾坤。如百草枯农药，尽管血液透析和血液灌流在毒物动力学上对其都有较好的指征，因为通常不能在中毒后 1 h 内得到实施，而毒物吸收快并与肺组织结合引起损伤，效果并不理想。但是，如果导致组织细胞损伤的是毒物的代谢产物，那么应尽快地实施血液净化疗法，在形成致命的代谢产物之前就去除母体毒物，则有较大的临床价值。如甲醇和乙二醇的血液透析疗法。

2. 适宜指征

血液净化疗法相比于急性中毒对症治疗和解毒拮抗剂治疗，有其特别之处，如具有创伤性，需要动—静脉通路和肝素化，要在重症监护病房中实施，而且费用昂贵。因此，除了毒物动力学因素外，血液净化技术的实施还要考虑中毒者的身体状况和病情。对那些有明确指征的毒物来说，中毒者的临床症状是主要决定因素；而对那些引起器质性损害的毒物来说，则必须考虑中毒者初期的毒物血浆浓度，如甲醇和乙二醇中毒的初期血浆浓度决定了中毒者的预后。与中毒后的并发症有关而与中毒本身不相关的临床症状，不应该成为决定进行血液净化疗法的因素，如心搏骤停后昏迷、吸入性肺炎等。相反，由于中毒导致的生物内环境紊乱则可以较好地通过体外透析和血液置换得以纠正，如代谢性酸中毒，水和电解质紊乱，甲基血红蛋白血症，血管内溶血等。某些情况下，中毒者患有导致毒物自然清除障碍的疾病，如肾功能不全应是血液净化疗法的指征。

关于对中毒者实施血液净化处理的适宜指征，有人提出应考虑以下几个方面：

（1）进入中毒者体内的毒物量。

进入中毒者体内毒物的血浓度已达致死量，或者虽未达致死量，但估计毒物会被继续吸收。中毒者摄入未知数量和成分的药物或毒物，出现深度昏迷，经一般治疗无效。

（2）中毒者的临床表现。

中毒者具有严重临床表现：如低血压、低体温、心力衰竭、呼吸衰竭，或已出现Ⅲ～Ⅳ度昏迷；或者中毒者虽未出现严重的临床表现，但该毒物在中毒后期可出现生命危险的，如百草枯、甲醇等。

（3）中毒者的重要脏器损害。

如中毒者同时有肝病或肾病，或者已出现急性肾衰，估计有解毒功能障碍。此时宜并用血液透析治疗。

3. 禁忌证

一般而论，血液净化技术对中毒者无绝对禁忌证；但也有人提出了一些相对禁忌证：如中毒者已出现休克或低血压（收缩压<80 mmHg），有严重心肌病变导致的肺水肿，或者有心力衰竭、严重心律失常、严重出血倾向或脑出血、晚期恶性肿瘤、极度衰竭、精神病不合作或家属不同意采用血液净化治疗者。

血液净化技术在急性中毒的救治中已取得良好效果，但也是一类带有创伤性的治疗技术，有一定的副作用，因此，在实际应用中应严格掌握其适应证和禁忌证。不管何种毒物或何种血液净化疗法，目前还没有一个严密的科学的对照研究能够证明毒物排出的增加可改变患者的死亡率。然而，对一些毒物，临床上的病情改善和毒物动力学的数据，已经表明特定的一种血液净化技术能够给急性中毒患者带来益处乃至福音。所以血液净化技术在急性中毒救治中的应用，还有很多问题需要深入研究，应通过严密的治疗设计，为评价疗效提供依据。

（三）技术方法对血液净化的影响

采用血液净化治疗急性中毒，应该能达到三个目的：其一在毒物动力学上有效，即能显著增加毒物的排出；其二临床上有效，即能缩短中毒患者的病程或减轻病情；其三采用血液净化相比于其他治疗方法，如对症和解毒拮抗剂治疗，具有良好的效价比和较小的风险。但要达到这些目标，除了毒物特性、中毒者的状况，不同的血液净化方法的自身作用原理对清除毒物也有影响。

1. 血液透析

血液透析基于扩散原理，通过一层半透膜，将小分子量和高水溶性的毒物去除掉；因此，只有分子量小于 6 000 和高度水溶性的毒物才有可能在血液透析中被大量地清除掉。

2. 血液滤过

血液滤过是基于滤过原理，通过一层半透膜和压力梯度，将血浆和溶于其中的分子量小于 40 000 的物质过滤掉。血液透析滤过则结合了血液透析与血液滤过两者的特点。

3. 血液灌流

血液灌流的工作原理，是将血液流过一个充满吸附物质，通常是活性炭的罐或棒，或者是合成树脂，把毒物吸附清除掉。因此选择血液灌流方法，其吸附剂与毒物的亲和力必须大于毒物与血浆蛋白或血液细胞的结合力。

4. 血液置换

血液置换和血浆置换，则是将患者身上的血液或血浆全部或部分地置换掉，以达到清除中毒者体内毒物的目的。

三、技术操作特点

（一）实施前准备

1. 了解患者病情

对中毒者进行血液净化治疗前，应充分了解患者病情，如年龄、职业、原有病史、毒物类型、中毒途径、中毒时间、院前治疗情况，目前患者的体温、心率、呼吸、血压、尿量、血氧等重要生命体征，并进一步完善血常规、血凝常规、肝与肾脏功能、电解质、输血前4项、血气分析、心电图、毒物类型鉴定等检查，为下一步治疗提供重要的依据支持。

2. 建立血液净化通路

根据中毒者的具体情况，建立合理的血液净化通路，如股静脉插管、颈内静脉插管或锁骨下静脉插管等。

3. 选择血液净化模式

根据中毒者具体情况，选择适合患者的血液净化模式。

4. 确定抗凝方式

依据中毒者病情类型，如有无出血情况、血凝常规、血小板、红细胞计数、白蛋白水平的检查结果、患者体重情况、是否需要超滤脱水，选择抗凝剂类型、剂量或者采用无肝素治疗。

（二）实施期间处理

1. 预防并发症

按相关操作规程，在实施血液净化治疗中密切观察中毒者病情变化，如血压、脉搏、呼吸、四肢末梢是否发绀、血氧饱和度、血滤器凝血情况等，并随时调整治疗方案，严防低血压、空气栓塞、心律失常、心力衰竭、脑血管意外及出血等并发症的发生，保障患者顺利完成相关治疗。

2. 严格掌握治疗时间

对一般中毒者而言，血液净化治疗每次一般持续2 h。如遇合并急性肾功能不全或需调整酸碱平衡失调、电解质紊乱的患者，可酌情延长血液净化时间。病情危重患者可行多次治疗，以便更加彻底地清除毒物，保障患者痊愈，减少后遗症的发生。

3. 注意综合治疗的实施

在进行血液净化治疗的同时，不应忽略其他综合治疗，如催吐、洗胃、导泻、血压与呼吸的维持、拮抗剂及复能剂的使用、抗感染、脑水肿的处理等支持治疗。

（三）实施后的观察

血液净化治疗后做好交接事宜，完善相关指标的复查，以便于评价治疗效果及决定是否需要下次治疗。

四、效果评价方法

目前对血液净化充分性的概念还没有准确的定义。一般认为达到净化充分性的临床表现应包括：①有足够的溶质清除和清除率（包括小分子和较大分子物质），使血中毒素在净化间期保持低水平值。②足够的超滤量，维持水、电解质平衡。③纠正代谢性酸中毒。④良好的血压控制。⑤无明显钙、磷代谢障碍。⑥全身情况和营养状态良好，贫血改善。⑦心血管、尿毒症、周围神经病变和中枢神经系统紊乱等慢性并发症减轻或减少，患者体力恢复，生活质量提高。

本节仅介绍目前关于血液净化清除毒物的效果评价指标。

（一）毒物的清除率

机体对进入体内毒物的总清除率是所有器官的清除总和，包括肝、肾、胆道、呼吸系统等器官。血液净化治疗清除毒物的量，一般采用毒物的实际清除量来评价其效果，即单位时间内清除毒物的量；目前所见报道的方法各异，尚未见统一的标准方法。

（二）毒物的半衰期

在自然状态下，毒物半衰期一般指毒物在血浆中最高浓度降低一半所需的时间，与毒物在体内的分布容积及清除率有关，一般超过 5 个半衰期，体内毒物残留仅剩 3%。例如某种毒物的半衰期（一般用 $t_{1/2}$ 表示）为 6 h，那么过了 6 h 血中毒物浓度为最高值的一半，再过 6 h 又减去一半，再过 6 h 又减去一半，这时血中浓度仅为最高浓度的 1/8。可通过毒物的半衰期计算与比较，来评价血液净化效果。

评价血液净化技术去除毒物的效果，当采用某种血液净化方法后，中毒者体内毒物清除率应当显著大于毒物的自然或自发性机体清除率，即等于或大于毒物的机体总清除率，或者毒物的血浆半衰期在血液净化后至少降低一半。

第二节　血液透析除毒

一、方法原理

血液透析（hemodialysis，HD）是利用半透膜原理，将患者血液与透析液同时引进透析器（人工肾），在透析膜两侧呈反方向流动，借助膜两侧的溶质梯度、渗透梯度和水压梯度，通过扩散、对流、吸附作用清除分子量小，水溶性、蛋白结合率低的毒性物质（见图 1）；同时通过超滤、渗透作用，还可清除体内潴留过多的水分，补充体内需要的物质，纠正电解质和酸碱平衡紊乱。血液透析疗法替代了正常肾脏的部分排泄功能，延长患者生命，是抢救急、慢性肾功能衰竭、各种中毒的有效措施之一。

二、应用时机

对一般性毒物中毒，以在 3 h 内行血液透析疗法为最佳时机。此时血液中的毒物浓度达到最高峰。一般认为，在 12 h 后再进行治疗则效果不佳。因此，中毒病人如处于昏迷状态，即使服用毒

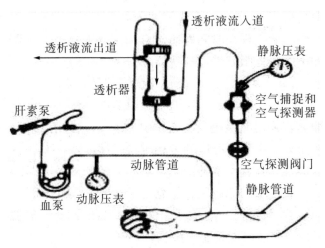

图 1 血液透析示意图

物种类、剂量不明，为了争取时间，亦应尽早进行血液净化。在治疗过程中再做毒物鉴定，及时调整抢救治疗方案。

三、应用指征

采用血液透析法清除中毒者体内毒物的速度，一般应超过肝、肾排出速度。若中毒者具有如下指征，应尽快实施血液净化处理。

（1）具有严重的临床中毒症状，并伴有异常生命体征，如出现深度昏迷，同时还伴有一种或多种生命体征减低，如低血压、低体温、低通气或呼吸暂停、低血氧等。

（2）对中毒者经积极对症处理或常规解毒措施处理无效，仍有进行性病态变化，且估计有可能继续吸收毒物者。

（3）毒物损害了正常排泄途径，或存在主要代谢或排泄器官功能的基础疾病，如心、肝、肾功能障碍等。

（4）服用未知种类、数量、成分及体内分布情况的毒物而出现深度昏迷者。

（5）已知可产生代谢性和延迟性毒性的毒物中毒，尚未出现严重临床中毒症状，晚期才出现生命危险，若治疗延误，则可能失去抢救机会者。

（6）中毒后出现长时间昏迷伴有肺部并发症，如坠积性肺炎、支气管肺炎、慢性阻塞性通气功能障碍者。

四、禁忌证

一般而言采用血液透析无绝对禁忌证，但为了减少并发症和发生透析意外，下列情况应列为相对禁忌证：

（1）中毒者具有严重感染。

（2）具有严重的低血压、休克。

（3）有严重高血压，收缩压高于220 mmHg，舒张压高于130 mmHg，或已出现脑血管疾病。

（4）有严重心律失常、心功能不全或冠心病者。

（5）有严重贫血者。

（6）大手术后3 d内或有严重出血或出血倾向者。

（7）晚期肿瘤或极度衰竭者。

另外，透析法不适用于毒物与蛋白质结合紧密的毒物，血中浓度低不足以透析清除体内的毒物，毒性作用不可逆的毒物等。

五、操作要点

（一）血管通路的建立

血液透析的血管通路建立，是实现体外循环的先决条件，但对绝大多数的毒物中毒病人，一般不需做常规血液透析，因此也不必建立永久性血管通路（即所谓动—静脉内瘘）。最适合的是建立暂时性血管通路，目前多利用 Seldinger 法穿刺技术，经皮、股静脉或（和）股动脉插管建立暂时性通路，亦可应用颈内或锁骨下静脉穿刺。现已很少采用动—静脉外瘘（即 Quinton-Scribner 外分流）的血管通路。

（二）肝素抗凝的掌握

大多数中毒病人病情危重，加之脱水、利尿等内科处理的结果，病人常处于高凝状态，因而抗凝剂肝素用量较常规血液透析的标准要适当增加。其用法：首次剂量可给 0.5～1.0 mg/kg，以后每小时用肝素泵从动脉段补充 5～10 mg，维持体内凝血时间在 45～60 min（试管法），透析结束前 30～60 min 停止给肝素。对于有严重出血或有出血倾向的中毒病人则应给小剂量为宜，短时间应用抗凝剂或无肝素化抗凝，以确保血液净化疗法安全有效。

（三）血流速度的控制

对中毒病人实施血液透析时，其血流速度的掌握以 200～300 ml/min 为宜。

（四）治疗时间的把握

对中毒病人血液透析时间的掌握，多以 4～5 h 为宜。最好是根据病人的具体情况，酌情延长或反复多次透析治疗。

（五）综合治疗措施

对中毒者的实施综合治疗措施和血液净化应同步进行，这是提高抢救成功率的重要环节。因血液净化仅是清除中毒者血中毒物，并不能直接纠正毒物引起的病理改变或脏器功能的损害。所以在进行血液净化治疗中，要注意监测重要脏器的功能状态，辅以吸氧、强心、扩容、利尿、应用特殊解毒剂等措施。特别注意保持呼吸道通畅，适当应用呼吸兴奋剂，输血或升压药来维持呼吸、循环功能状态的稳定是提高抢救成功率的关键因素之一。

（六）透析液的成分及配制

目前临床应用的各种类型血液透析机，多配有透析液配方。经透析机比例泵自动调配稀释后，其成分和浓度基本与正常血浆水平相一致。其配方见表 4。

表4　标准醋酸盐和碳酸氢盐透析液的成分组成

组成	醋酸盐/(mmol/L)	碳酸氢盐/(mmol/L)
Na^+	135~145	135~145
K^+	0~4.0	0~4.0
Ca^{2+}	1.25~1.75	1.25~1.75
Mg^{2+}	0.25~0.5	0.25~0.5
氯化物	100~119	100~124
醋酸盐	35~38	2~4
HCO_3^-	0	30~38
糖	11	11
PCO_2 （kPa）	0~0.67	5.32~13.3
pH	可变	7.1~7.3

六、常见并发症

据文献报道，对高血压肾病10例、糖尿病肾病4例、慢性肾小球肾炎36例，共50例患者作了血液透析4 238次，其中发生低血压占8.8%、高血压4.7%、心律失常0.6%、痉挛10.3%、失衡综合征0.5%、急性溶血0.3%、发热0.2%。

七、适用范围

关于血液透析用于抢救急性中毒，在20世纪60~70年代，曾用于高达150种毒物的中毒治疗。从理论上众多毒物都可被透析，但实际上完全符合毒物动力学标准并有确切临床疗效的不是很多。

（一）有绝对血液透析指征的毒物

目前已发现具有绝对指征的毒物有甲醇、乙二醇和锂盐。甲醇的分子量为321，分布体积为0.7 L/kg，并不与血浆蛋白结合。甲醇的血液透析清除率为95~280 ml/min，而肾清除率只有1~31 ml/min。在血透中，血浆半衰期为2.2~3.8 L，而其自然半衰期或在乙醇治疗下的半衰期则为8~20 L。因此，血液透析可使其排出量增加 16～22 倍。

有报道两例分别服用298 g和345 g甲醇的急性中毒患者经血液透析后分别排出了218 g和185 g甲醇。另外，血液透析还能纠正甲醇中毒引起的代谢性酸中毒，并有效地清除其有毒代谢产物甲酸，甲酸的透析清除率为150 ml/min。对于甲醇中毒出现以下情况时，应必须立即实施血液透析：①出现视力模糊或昏迷。②有代谢性酸中毒，pH < 7.25，CO_2CP < 15 mmol/L，阴离子间隙 >30 mmol/L。③甲醇血浓度 >0.5 g/L。④甲酸血浓度 >200 mg/L。血液透析至少要持续8 h，直至血液中检测不到甲醇或者代谢性酸中毒完全纠正。急性甲醇中毒的预后取决于甲醇和甲酸的尽快清除，血液透析必须在毒物引起不可逆的组织损伤之前进行。文献报道 144 例急性甲醇中毒经血液透析治疗，50％痊愈，25％留有后遗症，25％因治疗不及时而死亡。

（二）有相对血液透析指征的毒物

有人认为具有相对血液透析指征，或者可能有效的毒物有阿司匹林（乙酰水杨酸）、酒精和醇、2 - 4 双氯苯氧酸、普鲁卡因胺、硼酸和硼酸盐、溴化盐等。

（三）无透析指征的或未被证明有效的毒物

无透析指征或未被证明有效的毒物有大部分金属如铝、汞、镉、砷、铊等，百草枯农药和心血管药物中毒。

近期还有报道通过血液透析清除的毒物：①镇静、安眠及麻醉药，如巴比妥等。②醇类如甲醇等。③解热镇痛药如阿司匹林等。④抗生素如氨基糖苷类、青霉素类、利福平等。⑤内源性毒素如氨、尿酸等。⑥其他，如造影剂汞等金属、鱼胆等。

八、技术发展

（一）改进透析器

包括纤维流动性、分布密度及曲线设计，以提高小分子溶质的清除率；加强内超滤的设计，如 O 环滤器或双滤器串联设备，以增加中分子物质的清除。应用纳米技术改变透析器膜孔几何性质，显著提高超滤率及对中、大分子的清除率，如 Fresenius FX 系列滤器，纳米氧化铝膜。通过纳米技术制成的磁性铁颗粒及磁性透析器的特异性吸附，高效特异地清除特定毒素，其装置在体外实验中已经证实有效。新问世的超高通量或高截留量滤器，分子截留量达 50kD，大大提高了对细胞因子及毒素中分子物质的清除。

（二）改进透析机

这一改进主要在于联机监测功能的发展完善及便携式装置的研制。联机监测技术包括血流量监测、联机尿素清除指数（Kt/V）监测、血容量监测、温度监测，这些技术使透析剂量、容量的控制更精确、更安全。便携式透析装置（WDD）的好处在于使透析摆脱对医院的依赖，使患者得到解放及更大自由，适于特定环境如地震灾难或条件缺乏时开展，其核心技术是采用吸附技术连线再生及循环使用透析液，包括便携式血液透析装置及便携式连续腹膜透析装置。目前这些装置仍处于研制阶段，尚未用于临床。

第三节　腹膜透析除毒

一、方法原理

腹膜透析（peritoneal dialysis，PD）的技术特点，是直接采用中毒者的腹膜作为透析膜，这是一层生物性半透膜；透析时将透析液灌入腹腔，通过其与腹膜毛细血管内（其透析面积约等于肾毛细血管壁的面积）的血液之间水和溶质的交换过程，达到清除血液中的有害物质。腹膜透析的原理：①弥散作用，这是腹膜透析清除血中溶质的主要机制。②超滤作用，这是腹膜透析清除血液中水分的主要机理；腹透液具有相对的高渗透性，可引起中毒者血液中水的超滤，同时伴随有溶质的转运。③吸收作用，在弥散和超滤的同时，中毒者淋巴系统还可直接和间接地从腹腔中吸收水和溶质。

有人认为，腹膜透析通过以下作用，治疗中毒合并急性肾功能不全：①可清除中毒者吸收进入血液的药物、毒物及代谢产物，减轻中毒症状及毒物对脏器的损害。②可纠正水、电解质、酸碱平衡紊乱，维持内环境稳定。③可超滤脱水，减轻中毒出现的脑水肿、肺水肿症状。④可清除体内氮质代谢产物。

二、与同类方法比较

腹膜透析的原理与血液透析相同，能被透析出的毒物量、应用适应证也基本与血液透析相同；但其透析效率较差，仅为血液透析的 $1/8\sim1/4$。但对中毒者采用腹膜透析也有其优点：①血液透析只能清除小分子物质，腹膜透析则能清除分子量较大的中分子物质。②腹膜透析无须特殊设备、技术简单、操作简便、价格便宜、连续性使用安全性高，一般不易出现毒物浓度和中毒症状的反跳现象，适用于各种条件的医疗单位，尤其适用于危重患者的床旁透析。③腹膜透析无须建立体外循环，无须抗凝，因此适用于血流动力学不稳定及有出血倾向、低血压和心血管功能不稳定的患者。④当对中毒者进行快速血液透析困难时，例如幼儿中毒患者，给予延长性腹膜透析是有价值的方法。⑤在透析液中加入吸附剂如白蛋白、脂肪等，可提高透析效果。因此，近年来腹膜透析在中毒抢救中的应用受到关注。

不足之处：①对脂溶性、大分子毒物的清除不如血液灌流。②清除小分子物质较慢，虽然可通过增加交换次数来弥补，但对于急性中毒合并急性肾衰及高代谢状态时，效果不够理想。③易合并腹腔感染，但随着腹膜透析技术及装置的改进，其并发症已逐年减少。

三、应用时机

目前认为药物或毒物在3 h内是进行血液净化治疗的最佳时机，此时血液中药物或毒物浓度达到最高峰，一般认为12 h后再进行治疗效果较差。但在临床应用中应结合药物和毒物在体内的代谢特点选择腹膜透析时机，如：①百草枯在5～7 h达到肺内血浆浓度峰值，存留时间也较久，导致肺组织纤维化，血中毒物浓度高峰在70～120 min，越早进行腹膜透析越好。②毒鼠强由于在人体内具有代谢缓慢，残留时间长的特点，只要患者有神经系统症状，无论服药时间长短，均应积极进行腹膜透析，以促进患者排出毒物。

四、操作要点

（一）透析液配制

透析液的配制必须符合下列要求：

（1）电解质的成分和浓度要与正常血浆相似。

（2）渗透压应不低于血浆渗透压，并可按病情的需要随时调整。

（3）根据病人的病情需要，适当加入药物，如抗生素、肝素等。

标准透析液的成分、含量、渗透压、pH值和临时透析液配方见表5、表6。

表5　标准透析液的组成与含量

成分	浓度/(mmol/L)
葡萄糖	28～238
钠	132～141
氯化物	107
醋酸或乳酸	35～45
镁	0.25～0.75
钙	1.5～1.75

注：标准透析液的渗透压为340～390 mmol/L，pH值为7.0。

表 6　临时用透析液配方

成分	含量/ml	葡萄糖/(mmol/L)	电解质含量/(mmol/L)				
			Na$^+$	K$^+$	Ca^{2+}	Cl$^-$	HCO$_3^-$
5%葡萄糖盐水	500	1 400	77			77	
5%葡萄糖	250	700					
生理盐水	250		38.5			38.5	
4%碳酸氢钠	60		28.5				28.5
5%氯化钙	5				1.7	3.4	
10%氯化钾	3			4		4	
共计	1 068	2 100	144	4	1.7	122.9	28.5

（二）腹膜插管

腹膜透析导管的置入体表位置选择，是建立通畅腹膜透析通路的一项非常重要步骤。目前，Tenckhoff腹透导管的体表定位常选用以下部位：①脐下 2～3 cm经左旁正中切口（经腹直肌）是目前国内较常用的定位方法，它避免了腹壁大血管的走向，置管后透析液引流障碍发生率在 10%左右。②脐下 2 cm经正中穿刺点，该处没有大血管，也没有肌肉组织，因此，穿刺时引起出血的概率较小。③反麦氏点切口，在左侧髂前上棘与脐连线中外 1/3处。有人认为此部位大网膜分布少而稀疏，被大网膜包裹的机会较少。④髂前上棘与正中线之间的中点，该点通过左侧腹直肌鞘的外侧缘，此处无腹壁大血管，也无太多的肌肉组织，有学者认为可做穿刺法置管点。⑤耻骨联合上缘 8～9 cm经左旁正中点，有人采用此体表定位方法置管七百余例，其腹透液引流不畅发生率小于 3%。

（三）应用方式

目前关于腹膜透析的方式，可分为以下三种：

1. 连续性非卧床腹膜透析（CAPD）

采用连续性非卧床腹膜透析，每日交换透析液 3～5 次，腹腔中持续保留有透析液，输入和引出透析液均由手工完成，依靠重力进出腹腔。

2. 持续循环式腹透（CCPD）

持续循环式腹透是借助透析机进行腹膜透析的方法。病人白天腹腔保留透析液，睡前与透析机连接，进行 4～5 次透析。翌晨，将最后一袋透析液留在腹腔内，然后脱离透析机，可自由从事日常活动。

3. 间歇性腹膜透析（IPD）

这是最早使用的一种腹膜透析方法，可用手工操作或用循环机和自动反渗透机来完成。现在已很少采用。

五、应用指征

对中毒者选用腹膜透析方法，应注意以下指征：

（1）中毒者的毒物应具有可透析性，即毒物的相对分子质量在 5 000 000 以下，为水溶性，蛋白结合力低，在体内分布均匀且不固定于某部位。

（2）估计中毒剂量大，预后严重者。

（3）中毒后伴发有肾功能衰竭者。

（4）中毒后心血管系统不稳定而不能耐受体外循环者。

六、禁忌证

（一）绝对禁忌证

（1）由于感染或恶性肿瘤所致，具有广泛腹腔内粘连中毒者。

（2）腹壁的广泛严重感染或缺乏完整皮肤以选择插置透析管的入口者。

（3）严重的慢性呼吸衰竭。

（二）相对禁忌证

（1）新近曾做过腹部手术。

一般认为最好是在腹部手术3 d以后再做腹透，因为腹膜一般在术后2～3 d才可愈合。

（2）近期有过腹腔的腹膜后手术。

如果在这类术后行腹膜透析，则有可能使透析液漏入后腹膜腔，导致透析液无法排出。

（3）外科横膈切开或撕裂。

对于这类情况，一般在术后2～3 d才可行腹膜透析，否则可能将透析液漏入胸腔。

（4）腹部或盆腔有局限性炎症或脓肿。

对于这类患者进行腹膜透析，有可能促进炎症扩散。

（5）晚期妊娠或腹内有巨大肿瘤。

这类患者因腹腔容积小，透析效果不佳。

（6）有明显肠梗阻。

这类患者由于肠管高度扩张，导致插置腹透管比较困难，且容易发生引流不畅，影响透析效果。

七、常见并发症

（一）腹膜炎

腹膜炎是腹膜透析最常见的并发症，因此在操作过程中要严格无菌操作。并且还会伴有肺部的并发症，如胸腔积液、肺不张、肺炎，营养代谢障碍，腹痛、背痛，其他如疝、生殖器水肿等并发症。

（二）腹痛

包括进液或出液时疼痛。进液时疼痛可能由于透析液 pH 值过低，或入液速度过快、过多；出液时疼痛较少见，可能因引流时腹膜被吸入导管所致，常同时伴有引流障碍。透析过程中或透析后发生持续性腹痛应考虑有腹膜炎的可能。

（三）水、电解质紊乱及酸碱失衡

1. 高钠血症

可能由于脱水太急、太快，因渗透超滤时产生大量的低渗超滤液。偶尔也可因渗透功能失调，或灌入高钠透析液所致。

2. 高钾血症

主要因使用不适当的含钾透析液，及对高分解代谢的病人透析不充分所致。

3. 低钾血症

尽管腹膜透析病人常使用无钾透析液，但很少发生低钾血症。因为肾衰病人多有高钾血症及药物或毒物中毒时大量组织细胞的急性坏死等，因而很少发生低钾血症。但在某种情况下，如含钾的食物摄入不足或胃肠道失钾过多，则易导致低钾血症。

4. 代谢性酸中毒

一般多见于伴有肝功能受损的病人。在使用乳酸透析液时，由于不能充分将乳酸转化，以发挥缓冲作用，从而导致乳酸性酸中毒。

（四）心血管疾病

据报道，紧急腹膜透析且透析液输入或输出过快，有时会导致心律失常和心搏骤停。其发生的机制可能与超滤过快，而致低血容量，或快速纠正高血钾、低血钙，或与酸中毒和洋地黄中毒等有关。另外，腹内压骤增，呼吸受限致低氧血症或过冷的透析液灌入都有可能引起心血管的反应，严重者可导致死亡。

（五）肺部感染

腹膜透析病人，因长期卧床，腹腔内大量透析液使横膈抬高，影响肺泡扩张，导致肺部感染，如支气管肺炎、坠积性肺炎或肺不张等。应早期鼓励病人做深呼吸，加强活动，减少透析液进入量，常可减少肺部感染的发生。

（六）急性腹部并发症

1. 气腹

往往是由于输入透析液时，管道漏气或自动腹膜透析机失控所致。

2. 血腹

原因很多，如感染、手术损伤、腹透管刺激、血小板减少等。一般轻度出血，主要加强抗感染，全身支持疗法，严密观察；如有急性大量出血，则需紧急处理，包括输血或手术探查。

八、应用现状

（一）在救治急性药物中毒中的应用

一般认为，腹膜透析与血液透析的原理相似，血液透析可以清除的药物，腹膜透析也可以清除。这些药物包括巴比妥类、格鲁米特（商品名：导眠能）、甲丙氨酯（商品名：眠尔通）、甲喹酮（另名：安眠酮）、副醛、苯巴比妥（商品名：鲁米那）、苯妥英钠等镇静、安眠、麻醉药；阿司匹林、水杨酸类、非那西汀、对乙酰氨基酚等退热止痛药；甲醇、乙醇、异丙醇等醇类；氨基糖苷类（链霉素、卡那霉素、庆大霉素）、四环素、利福平、异烟肼、乙胺丁醇等抗生素类。

（二）在救治急性农药中毒中的作用

虽然腹膜透析对脂溶性的毒物清除欠佳，但腹膜透析治疗农药中毒在我国已应用多年。近年来应用于抢救急性有机磷农药、叶蝉散、百草枯中毒，获得成功的报道已不少。有人做了百草枯中毒的腹膜透析效果与血透和（或）血液灌流的效果比较，发现其差异无统计学意义。

（三）在救治急性杀鼠剂中毒中的应用

毒鼠强和氟乙酰胺均为剧毒急性杀鼠剂，对于洗胃不彻底、毒物吸收量较大、中毒程度较深、病情较重的患者，可行血液净化治疗。毒鼠强为微溶于水的分子量为 248 的小分子环状化合物，毒物动力学证明血液透析可清除毒鼠强，推测腹膜透析亦可清除，但缺乏毒物动力学相关报道。氟乙酰胺分子小，分布均匀，以原形排出，在人体内的存留时间长，易溶于水，也认为可被腹透液置换排出。

（四）在救治生物毒素中毒中的应用

鱼胆中含有水溶性鲤醇硫酸钠、氢氰酸、组胺等，可引起肾小管上皮细胞溶酶体破坏，及线粒体功能损害，导致急性肾功能不全。治疗急性鱼胆中毒尚无特效解毒方法，一旦发生急性肾功能不全，选择腹膜透析不仅可及时清除毒素，而且可同时清除尿素氮、血肌酐等尿毒症代谢产物，并可纠正水、电解质及酸碱平衡紊乱。特别在有心律失常、心力衰竭、昏迷的情况下，进行血液透析危险性大，但腹膜透析仍可进行。有人比较了腹膜透析与血液透析治疗鱼胆中毒的疗效，结果发现虽然血液透析的疗效优于腹膜透析，但血液透析组患者透析中的并发症发生率明显高于腹膜透析组，且两组患者预后差异无统计学意义。

蜂毒主要含有蚁酸、神经毒素和组胺等，还有些蜂毒和蛇毒相似，可导致溶血、出血和中枢神经损害等，或发生过敏性休克死亡。目前蜂毒中毒无特效解毒药物，其治疗主要是对症处理，文献报道连续应用腹膜透析救治蜂毒中毒，可以平稳而持续地清除中分子及大分子毒素。有人认为对于蜂毒中毒引起的急性肾功能不全和肝功能衰竭，腹膜透析优于血液透析。

（五）在急性中毒引发多脏器损害中的应用

已有研究证实炎性介质参与中度、重度中毒患者多器官功能障碍综合征（MODS）的发病过程。有报道采用腹膜透析救治炎性介质引起的急性重症胰腺炎患者，能明显地改善患者的临床症状。还有报道采用腹膜透析前后患者血清中的肿瘤坏死因子、白细胞介素-1、急性期反应蛋白及内毒素水平均明显下降。还发现对心肺移植术后患者进行腹膜透析治疗，其透析液中有大量的白细胞介素-6（IL-6）和白细胞介素-8（IL-8），但其血中的浓度和对照组差异无统计学意义。

腹膜透析作为一种血液净化技术，已广泛应用于急性中毒的临床治疗，并正在发挥其独特的优势作用，为各种条件的医疗单位抢救急性中毒提供了有效的救治措施。当前人们关注的问题是，随着腹膜透析技术在急性中毒救治中的适应证不断扩大，需要加强腹膜透析对各种毒物的动力学影响的基础理论和随机、对照、多中心及前瞻性的临床研究，使这一技术的疗效得到科学验证，从而使腹膜透析技术在急性中毒中的临床应用取得突破性进展。

九、应用发展

关于腹膜透析技术近年的一些新进展主要有以下几个方面：

（一）认识到水平衡紊乱是影响腹膜透析患者透析质量的重要因素

随着腹膜超滤作用下降或（和）残余肾功能（RRF）的减退、丧失，容量失衡的临床症状迅速出现。

（二）认识到 RRF 的重要性不仅在于清除毒素

RRF 的更重要作用是在于维持机体水、盐平衡及钙、血磷代谢稳定，预防或延缓血管钙化、心脏肥大等方面发挥重要作用，对腹膜透析患者的预后影响具有独立地位和作用，需加强保护。早期实施腹膜透析不仅有助于延缓 RRF 恶化速度，还可以改善患者营养状态及生活质量。

（三）新型透析液的临床应用

如葡聚糖透析液采用淀粉类多糖（葡聚糖）做渗透剂，由于吸收慢且不会降解成葡萄糖（血液中缺乏麦芽糖酶），避免了传统透析液葡萄糖快速吸收带来的渗透性超滤下降及高血糖、高胰岛素血症、高脂血症、高血压、体重增加等代谢紊乱问题，减少了糖基化终末产物的形成及对腹膜的损伤。生理钙透析液（1.25 mmol/L）避免了传统透析液（1.75 mmol/L Ca²⁺）所带来的高钙血症及继发血管、软组织钙化问题，有助于减少患者血管钙化的发生，降低心血管事件病死率。

（四）提出腹膜厚度及透析液中肿瘤抗原 125（CA125）监测

通过这一监测可反映腹膜超滤功能及间皮细胞损伤和再生状态。

（五）认识到心血管并发症的重要性

认识到心血管并发症的重要性及应用新型技术如多频生物电阻抗体成分测量、血清 N 末端促脑利钠肽（NT-pro BNP）检测来监测机体容量状态及预测左室肥厚（LVH）、左室功能不全，及时纠正贫血和高容量负荷则可改善 LVH。

第四节　血液灌流除毒

一、方法原理

血液灌流（hemoperfusion，HP）是借助体外循环，将患者血液流经含吸附颗粒如活性炭、树脂、氧化淀粉等装置，使血液中毒物被吸附清除后再将血液回输体内达到血液净化目的的方法。此法对去除分子量大、脂溶性高、与蛋白结合紧密的物质效果好，适用于不可透析或透析效果不如血液灌流的毒物中毒。目前认为血液灌流对神经安定药如巴比妥类或安定类中毒抢救效果最好，远超过血液透析，其他血液灌流比血液透析清除率高的药物或毒物包括镇静催眠药、抗精神失常药、解热镇痛药、心血管药、除草剂、有机磷农药、灭鼠药及茶碱等。操作时，一般灌流 1～3 h

后灌流器吸附毒物已趋于饱和，须更换新的灌流器。血液灌流是一种从血液循环中直接清除毒物的血液净化技术。1964 年被 Yatizidis 应用于临床。主要用于治疗各种外源性中毒或内源性毒素堆积；但不能纠正体内水、电解质、酸碱平衡紊乱。

其设备要求及操作简单，适用于边远地区或基层医疗单位对病人的现场急救。血液灌流是目前抢救重度药物或毒物中毒最可靠和比较理想的首选方法。

二、应用时机

对有以下情况者应尽快进行血液灌流：

（1）已知引起中毒的毒物达到致死量或血中毒物浓度已超过致死量者。

（2）对有两种或两种以上毒物同时中毒者，这些毒物间可能具有协同作用，即使毒物未达到中毒量也应行血液灌流治疗。

（3）中毒后虽未出现严重症状，但估计毒物会被继续吸收，后期才出现生命危险的，如百草枯、甲醇等中毒者。

（4）急性中毒后出现严重并发症，如昏迷、低血压、呼吸与循环衰竭、急性肾功能不全和中毒性肝脏损害等中毒者。

三、操作要点

（一）吸附剂的选择

血液灌流使用的吸附剂，目前主要有两类：一是活性炭，主要对水溶性和中分子量以上的毒物有较好的吸附作用；已广泛用于血液灌流，以治疗急性农药中毒，肝性昏迷及肾衰者。具有吸附率高、无脱落、无外源且安全，吸附容量高，同质量的比表面积比中性树脂大的优点。二是合成树脂，吸附原理与活性炭相同，通过分子间的范德华力、静电作用及氢键将毒素固定在孔内；对脂溶性和较大分子量物质有较强的吸附效应，其优点是可根据需要进行人工合成，以加强其吸附特性。具有吸附率高、无脱落、无外源且安全的特点；其中的 HA 型吸附树脂为中性大孔吸附树脂，对于疏水、亲脂基团或带环状结构的大中分子物质、脂溶性高的物质吸附性强，同时具有特异吸附性能、吸附容量大、比表面积大、速率快、生物相容性好及无热源等特点，所以临床应用较广。

这两类吸附剂的共同缺点是对小分子毒物的吸附作用都不理想。

（二）灌流装置的连接

血液灌流装置主要包括两部分：第一部分为血液灌流循环装置，包括血液灌流器、血路管道、动—静脉导管，其构成基本与标准血液透析机的血液检测部分相同；第二部分为运转及检测装置，包括血泵、肝素泵、压力监护器、空气探测器及自动控制导管夹、加温装置（如电热恒温水浴箱）等。在做血液灌流器的连接（见图 2）时，将灌流器垂直固定在夹具上，相当于病人右心房水平高度。灌流器动脉端向下，血路管道静脉段与灌流器上端连接，动脉端暂不连接。

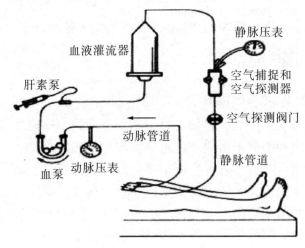

图 2　血液灌流器示意图

（三）灌流装置的清洗

在对灌流装置进行冲洗时，首先将血路管道动脉段与生理盐水瓶连接并充满管路，然后再与灌流器动脉端连接，开动血泵使盐水进入灌流器，自下而上流入血路静脉段，但避免空气进入灌流器而致吸附面积降低，影响灌流效果。在冲洗过程中需注意以下几方面：

（1）用2 000 ml生理盐水冲洗时，以200～300 ml/min流速冲洗灌流器中的微小炭粒并排尽空气；若有可见炭粒冲出，说明滤网有破损，应及时更换。

（2）用5％葡萄糖500 ml冲洗时，使活性炭饱和，可缓解治疗过程中血浆葡萄糖水平迅速下降。

（3）最后用2 000 ml肝素生理盐水（含肝素6 000 U）冲洗时，以30～50 ml/min流速封闭式循环冲洗20 min，将血路管道动—静脉段与预先穿刺插管建立的血管通路动—静脉导管连接，启动血泵开始灌流治疗。

（四）灌流中应注意的重点

（1）灌流的血流量从50 ml/min开始，并注意观察患者的血压、脉搏、心率，10 min后渐提高到100～200 ml/min，流量慢易发生凝血，流量过快则吸附率低。

（2）中毒病人的血液大多处于高凝状态，加之活性炭可以吸附部分肝素，故血液灌流所需肝素用量较多。体内肝素化首次剂量1.0～1.5 mg/kg，维持剂量10～15 mg/h。

（3）通常的血液灌流时间不要超过3 h，延长时间也不增加吸附量，如果需要延长时间，要更换灌流缸后再继续。

（4）在血液灌流过程中注意观察凝血情况，定期检查凝血时间，若动脉压增高，静脉压下降，说明罐内有凝血。密切观察患者血压、心率、呼吸和神志变化。

四、应用指征

血液灌流具有广谱清除效应，不仅对脂溶性及与蛋白质结合率高的毒物有较好的清除作用，而且对血液中游离的或与脂类结合的毒物也具有清除作用。应用血液灌流能清除的药物或毒物常见的有：

（1）镇静安眠药、短效巴比妥类等，如地西泮、水合氯醛等。

（2）解热镇痛药，如对乙酰氨基酚（扑热息痛）、水杨酸类等。

（3）抗精神失常药，如阿米替林、多虑平等。

（4）抗菌药。

（5）心血管药，如洋地黄类、奎尼丁等。

（6）抗肿瘤药，如氨甲蝶呤等。

（7）其他毒物，如除草剂、杀虫剂、有机磷类、灭鼠药、毒蕈、鱼胆、蛇毒、蜂毒、百草枯及含氯杀虫剂等。

五、禁忌证

血液灌流无绝对禁忌证，但如重要脏器的严重出血或有全身出血倾向，及严重的血小板减少、白细胞减少、休克、血钙或血糖降低、低血压、低体温等情况，选择血液灌流应慎重考虑或严密监护。

六、应用注意事项

（一）综合措施的实施

血液灌流只能清除毒物本身，不能纠正毒物已引起的病理生理改变，故综合治疗仍是抢救急性中毒的主要措施。如进行血液灌流前必须彻底洗胃等清除毒物，针对中毒物应用有效的解毒药物，对症治疗如用呼吸机、呼吸兴奋剂、升压药等维持呼吸和循环功能等。

（二）解毒药剂量的把握

由于血液灌流在清除毒物的同时，对解毒剂也可能具有清除作用，故应结合病情及时调整药物用量。

（三）灌流时间的掌控

对中毒者的灌流时间越早越好，一般应在服药后 4～6 h 内进行。血液灌流的血流量一般设定为 150～200 ml/min 为宜，因为血流速越快，吸附率越低，治疗所需时间越长。在此血流量下，一般认为灌流 2～2.5 h，吸附剂表面已接近饱和，血浆清除率显著降低，继续治疗则许多被吸附的物质会开始解吸。

（四）肝素剂量的调整

因为吸附剂表面较透析膜粗糙，比表面积比一般透析膜大，所以吸附剂表面与血液的接触面也相对较大，因而用肝素抗凝的剂量也相对较大。一般首次剂量为 1～2 mg/kg，以后每小时追加 8～10 mg 肝素，但也有个体差异，应及时进行凝血指标的测定以调整肝素的剂量，以防止出血。

（五）连续灌流的使用

脂溶性高的毒物或药物进入人体后主要分布于脂肪组织，灌流治疗后可再释放于血液中，易引起二次中毒，出现反跳现象，应密切观察病情，必要时可连续灌流治疗 2～3 次。

（六）与其他血液净化方法的连用

血液灌流也有其局限性，它只能清除毒物本身，不能纠正毒物引起的水、电解质和酸碱失衡。对合并急性肾衰、心力衰竭、肺水肿的危重患者可联合应用血液透析来弥补血液灌流之不足，既能迅速清除毒物、减轻毒物对各系统的损害，减少并发症的发生，又能迅速改善内环境，纠正水、电解质紊乱，纠正急性左心力衰竭、肾功能衰竭、肺水肿等严重并发症。

七、常见并发症

只要严格掌握适应证和禁忌证，积极纠正不利因素，设计合理的血液灌流方案，并在治疗中严密观察生命体征及病情变化，及时处理。总的来说，血液灌流技术是安全有效的。但以下几点仍需引起注意。

（一）出血

出血并发症常与树脂或活性炭吸附血小板与某些凝血因子（如纤维蛋白），及肝素过量有关，因此要注意肝素用量不可过大，适时监测凝血活酶时间，以控制在 1.5 倍之内；有出血倾向者，在血液灌流结束时，需静脉注射鱼精蛋白中和肝素。

（二）低血压

低血压是血液灌流过程中最常见的并发症。常与血容量不足、原有心血管疾病、血浆渗透压降低、血流速度过快或释放血管活性物质等原因有关。因此，血容量不足者，应先补足血容量再行血液灌流治疗，低蛋白血症患者输注血浆或人血清白蛋白；血压仍不升者，应使用升压药物。

（三）过敏反应

过敏反应与致热源、细菌污染或吸附剂的生物相容性差有关。因此，要严格无菌操作和治疗前用肝素、生理盐水充分冲洗血路管道和灌流器，将细小微粒预先冲出。出现寒战、发热、皮疹等症状给予抗过敏药物治疗，严重时停止血液灌流治疗。

八、作用与展望

血液灌流是临床上的一种安全、有效的血液净化治疗方法，尤其是抢救危重中毒患者行之有效的方法之一。血液灌流能有效地清除体内的中毒物质，预防或改善多脏器功能障碍，可缩短住院时间，提高生存率。目前关于这一技术的发展，半个多世纪以来，随着高分子材料和免疫学的快速发展，为血液灌流吸附材料的研究提供了广阔前景。当前研究的热点一是研制在血液相容性、机械强度、物理化学稳定性等方面更为适用于血液灌流的高分子材料，扩大血液灌流技术的应用范围，改善血液灌流技术的临床效果；二是在现有血液灌流载体材料的基础上，结合医学的最新成果，研制具有特异性吸附功能的免疫吸附材料。关于血液灌流的理论研究，目前已深入到界面理论，即吸附剂与血液界面越低，吸附剂的血液相容性越好；及其微相分离结构理论，当吸附剂表面同时含有亲水区并保持适当的分配比时，吸附剂具有良好的血液相容性。对于血液灌流疗法的应用效果预测，因其可直接从患者血液中清除病原物或毒素，调节机体内微环境的稳定性，从而达到缓解和治疗疾病的目的，效果显著，甚至可能出现起死回生的效果。作为一种新兴的医疗技术，血液灌流技术将逐步得到更为广泛的应用。

第五节　血液滤过除毒

一、方法原理

血液滤过（hemofiltration，HF）是在超滤技术的基础上发展起来的一项新技术。1967 年 Hendson 等首先提出血液滤过技术，1973 年正式应用于临床，成为慢性维持性透析的一个重要手段。20 世纪 80 年代以来，血液滤过已日渐普及。血液滤过是仿肾小球滤过原理而设计，用滤过性能好的透析器，在跨膜压力作用下滤出血浆中的水分和有毒物质，达到清除目的。其应用范围基本与 HD 相同，对小分子与蛋白结合力强的毒物的清除能力逊于透析，对中、大分子的清除能力优于透析。此技术有报道曾用于铁、铝、锂中毒及地高辛、百草枯、万古霉素、抗组胺类药物、福尔马林等中毒治疗，但没见可靠的毒理学或临床改善的报告。血液滤过费用昂贵，故不常用于透析毒物。

实践证明，血液滤过与血液透析相比，具有治疗期间心血管状态稳定，滤过膜的生物相容性好，中分子物质清除率高等优点。血液滤过与血液透析的主要区别在于：血液透析是依赖半透膜两侧的溶质浓度差所产生的弥散作用进行溶质清除，其清除效能取决于分子的弥散度，而分子量越大则效果越差。而血液滤过则通过水带溶质的方式促使溶质跨膜转运，即使分子量较大的物质亦能被清除。正常人肾小球对不同分子量的物质如肌酐和菊粉的清除率几乎都一样。血液滤过模仿正常肾小球清除溶质原理，以对流的方式滤过血液中的水分和溶质，其清除率与分子大小无关，对肌酐和菊粉的清除率均为 $100\sim120$ ml/min。故血液滤过在清除中分子物质方面优于血液透析，与正常人肾小球相似。

二、技术要点

（一）血液滤过器

血液滤过器绝大多数为高分子合成膜（也有三乙酸纤维素），生物相容性好，超水性能高〔超滤系数为 $40\sim80$ mL/（mmHg·h）〕，对中、小分子量物质或大分子毒素（如 β_2 - MC）清除率高。常用材料有聚丙烯膜（PAN）、聚砜（PSU）、聚酰胺等，常用滤器有 PAN - 5、F_{60}、F_{80}、Amica、AN_{69} 等。其膜的特点：①无毒、无致热原，与血液生物相容性好。②截留分子量明确，能使代谢产物（包括中分子物质）顺利通过，而大分子物质如蛋白质等仍留在血液内。③滤过率较高。④不易吸收蛋白，可避免覆盖膜的形成，因此不影响滤过率。⑤物理性能高度稳定。

（二）置换液

血液滤过时由于大量的血浆被滤出，故必须补充一定量的置换液，其成分可因人、因地而异。由于血液滤过清除小分子物质如尿素氮、肌酐比血透差，故需要相当交换量才能达到治疗目的，但关于每次血液滤过时的交换量确定，目前尚无明确标准。现介绍2种方法供参考。

1. 置换液用量确定方法

（1）定量法。有人提出超滤速度 70~100 ml/min 或更高，每次治疗要补液 25~35 L无菌、无热源的电解质溶液，这类电解质溶液分别含有 Na^+ 140 mmol/L、K^+ 2.0 mmol/L、Ca^{2+} 1.75 mmol/L、Mg^{2+} 0.75 mmol/L、Cl^- 107 mmol/L、乳酸根40 mmol/L。

（2）计算法。有人提出了如下置换液用量计算方法：①每周3次血液滤过，标准固定量为每次20 L，可达到治疗目的。②根据中毒者的蛋白质摄入量计算。每周置换液的交换量（L）＝每日蛋白质摄入量（g）×0.12×7/0.7（g/L），其中的 0.12 为摄入每克蛋白质代谢所产生的尿素氮克数，7 为每周天数，0.7 为滤过液中平均尿素氮浓度。③根据中毒者的体重计算。Baddrmns 等提出一个计算公式，把尿素氮浓度降低一半，每次治疗量为 V1/2＝0.47 ×BW－3.03。④根据中毒者的残余肾功能计算。使患者总的清除率维持在5 ml/min以上，因为1 ml的置换液等于1 ml滤过液的尿素清除率，如果患者残余肾功能是 0，那么每天需要7.2 L的置换量，才能维持患者的清除率在5 ml/min；5 ml/min×60×24＝7 200 ml/d＝7.2 L/d，通常血液滤过治疗的交换量每周为 60~90 L即相当于6~9 ml/min的清除率，如果患者的残留肾功能是 5 ml/min，则血液滤过的清除率则可达10 ml/min以上。

2. 置换液的使用方法

血液滤过的补液方式有两种，从动脉端（滤过器之前）输入为前补液，从静脉端输入为后补液。前补液超滤率高、血流阻力小，滤过稳定，残余血量少和不易形成蛋白覆盖层，但清除率低，要想达到同样清除效果，前补液量要比后补液量增加 1/3，故这一方法目前已较少使用。后补液可减少置换液用量（每次 20~30 L），提高清除率，目前普遍采用此法。另外，还有连续动—静脉血液滤过（CAVH），不用血泵和血滤机，直接与患者的动—静脉相接，利用动—静脉压力差和重力的作用产生超滤。

三、应用指征

血液滤过的应用指征基本上与血液透析相同，适用于中毒所致的急性肾功能不全的治疗，对伴有下列情况者尤为适用：①老年人、心肺功能不稳定者。②常规血液透析伴发症状性低血压者。③有顽固性高血压者。④对血液透析耐受性差，经常出现恶心、呕吐、头痛等失衡症状者。⑤有严重血液透析低氧血症者。

有人认为当中毒者具有下列情况时，采用血液滤过的效果要优于血液透析。

（一）顽固性高血压

血透治疗的病人发生顽固性高血压可达 50%（高肾素型），而血液滤过治疗时，可降至 1%，有的可停用降压药；致血压下降的原因，除了血液滤过能有效清除中毒者体内过量的水、钠外，可能还有其他原因。有人曾反复测定血浆和滤液中血管紧张素Ⅱ，发现两者的浓度相近，表明血液滤过可能清除了血浆中的某些加压物质。另一方面，血液滤过时心血管系统及细胞外液容量均比较稳定，可能与减少了对肾素—血管紧张素系统的刺激有关。

（二）低血压和严重水、钠潴留

接受血液滤过治疗的病人，其心血管稳定性明显优于血液透析，血液透析治疗期间低血压发生率达 $25\%\sim50\%$，但在血液滤过治疗时低血压发生率可降至 5%。分析其原因认为可能与血液滤过时以下几方面的作用有关：

1. 稳定体内钠浓度

血液滤过能较好地保留中毒者体内钠，维持了细胞外液高渗状态，使细胞内液向细胞外转移，即使在总体水分明显减少的情况下，仍能保持细胞外液容量稳定。

2. 升高体内去甲肾上腺素

血液滤过时血容量减少，血浆中去甲肾上腺素（NA）浓度升高，使周围血管阻力增加，保持了血压稳定，而血液透析者体内的 NA 则不升高。

3. 稳定血液构成与渗透压

对中毒者采用血液滤过时，其体内低氧血症不如血液透析时严重，可避免了醋酸盐的副作用，还可使中毒者血液溶质浓度变动小，血浆渗透压较血液透析时稳定。

4. 血液滤过膜的生物相容性好

血液滤过所用滤过膜的生物相容性比常用透析膜好，故血液滤过能在短时间内去除体内大量水分，很少发生低血压，尤其对年老心血管功能不稳定的严重病人，血液滤过治疗较好。

5. 可改变血液温度

血液滤过时返回体内的血液温度为35 ℃，由于冷刺激自主神经，使 NA 分泌增加；而血液透析温度38 ℃，使周围血管扩张，阻力降低。

（三）尿毒症心包炎

在持续血液透析病人中，尿毒症心包炎发病率达 20％～25％，原因未明；改做血液滤过后，发现心包炎治疗时间比血液透析短，可能是血液滤过的脱水性能好，清除中分子毒性物质较好的原因。

（四）急性肾功能不全

采用持续性或者间歇性的血液滤过，可有效改善急性肾衰；尤其是采用CAVH对心血管功能不稳定、多器官功能衰竭、病情危重的老年患者有独特的治疗效果。

（五）肝性昏迷

许多学者认为血液滤过对肝性昏迷治疗效果比血液透析好，但比血浆置换与血液灌流的效果差。

四、常见并发症

血液滤过可能出现的并发症除了与血液透析相同的之外，还可出现以下几类。

（一）致热原反应和败血症

血液滤过可引起的致热原反应和败血症，分析其原因，可能是血液滤过时需要输入大量置换液，如置换液被污染可发生发热和败血症。对此症的防治措施，建议：①定期检测反渗水、透析液及置换液的细菌和内毒素。②定期更换内毒素过滤器。③置换液配制过程要严格无菌操作。④对中毒者实施血液滤过前，严格检查置换液、血滤器及管道的包装与有效使用日期，检查置换液的颜色与透明度。⑤对出现发热者，应同时做血液和置换液细菌培养及置换液内毒素检测。⑥及时给予抗生素治疗。

（二）氨基酸与蛋白质丢失

血液滤过可使患者体内氨基酸与蛋白质丢失，分析其原因，可能与大量置换液的滤出有关。对此症的治疗措施，建议增加患者饮食中的蛋白质摄入量。

五、技术发展方向

目前关于血液滤过技术研究的方向主要有三个方面：①血液滤过的治疗时机把握，有人提出应该按照急性肾损伤的诊断与分级标准（RIFLE 标准）力争在 AKI 危险、损伤期为病人进行 HVHF 才能明显改善预后。②关于血液滤过的置换量的控制，现正在探讨置换量与生存率提高的关系问题。③血液滤过冲击治疗模式的采用，认为可从整体上迅速有效调控免疫反应。

第六节　血浆置换除毒

一、方法原理

血浆置换（plasma exchange，PE）是将中毒者体内含有毒物的血液引入交换装置，使血细胞与血浆分离，并弃去血浆，同时补充等量的外源性血浆，如正常人血浆和白蛋白或血浆代用品、电解质等生理平衡液，从而达到清除存在于中毒者血浆与蛋白结合的毒性物质的目的。这一技术的发展，从最古老的放血疗法开始，到 1914 年 Abel 等提出血浆清除法，把中毒者血液收集在一个抗凝袋里，经过自然沉淀，收集并弃去血浆，其余血液部分回输患者体内，重复几次即可有效地清除中毒者血中毒性物质。到 20 世纪 60 年代末期，有人提出了离心式血浆分离设备，即利用血液成分不同的比重将血浆分离出来。1978 年 Millward 等又提出了膜式血浆分离法，利用血液中各种成分具有不同分子量的特性，通过不同孔径的纤维膜而分离血浆。尤其是近年来出现的一些新技术，利用不同血液成分的特点，特异性地分离出需要清除的致病因子，而保留血浆中有用成分，如双重滤过法、冷滤过法等。

血浆置换的优点是可清除存在于血浆中的任何毒物，清除范围比血液透析广，并可补充正常的血浆成分，特别适用于与蛋白结合率高（有学者认为结合率大于 80%，分布容积小于 0.2 L/kg），其他血液净化方法效果不佳的毒物中毒。因此，这一方法自 1959 年 Waldenstrom 将其应用于临床以来，随着技术的发展，目前已成为清除中毒者体内毒物的重要手段。其缺点是所需血浆量较大，费用较高，限制了这一技术的应用。

二、技术要点

(一) 血浆分离

血浆置换的关键是血浆分离,目前可用于血浆分离的方法有以下两类:

1. 离心分离血浆法

这一方法包括间断性离心分离血浆和连续性离心分离血浆两种方式。

2. 膜分离血浆法

应用于这一方法的血浆膜分离器,目前已有多种类型;其膜是采用高分子材料制成,膜孔径 0.2～0.4 u,除血液外有形成分都可以通过。操作条件:血流量为 100 ml/min,跨膜压小于 50 mmHg,血浆超滤率 40 ml/min。其分离血浆的方式可分为:①膜式单滤器,为目前常用方法,与血液透析大致相同,只是将血透器改为膜式血浆分离器。②膜式双滤器,膜式双滤器的引用,是根据血浆置换需要大量的白蛋白或其他血浆制品,增加了治疗费用,同时输入大量血浆也带来一些副作用,而提出的一种方式。在滤器中使用的膜分为初级膜与次级膜,前者可截流血液中分子量 300 kD 以上物质,后者可截流血液中分子量在 100～500 kD 以上的物质。通过这两级膜的滤过作用,可减少血液中的丢弃量。

(二) 血管通路建立

进行血浆分离,首先必须将中毒者体内的血液引出。因此,建立可行的血管通路是关键。目前常用的方式有以下三种方法:

1. 动—静脉保留插管法

一般选用足背动脉和内踝大隐静脉插管,亦可采用 Seldinger 扩张性导管穿刺股动、静脉进行插管。

2. 动—静脉外瘘法

多选用桡动脉及其伴行静脉,用两根硅橡胶管分别插入动脉、静脉的向心端，行皮肤外连接，形成体外分流。

3. 锁骨下静脉导管法

将双腔导管插入锁骨下静脉，血液经外套管侧孔吸出，流经血浆分离器后，再由内管回输体内。

（三）血液抗凝

在对中毒者进行血浆置换过程中，对血液的抗凝处理是保证整个过程顺利进行的重要环节。抗凝方法有多种，可视患者有无出血倾向而定。抗凝剂有肝素与枸橼酸 2 种，前者为膜式分离血浆法常用，首剂量为 40～60 u/kg 体重，总剂量 2 000 u；如时间超过 1.5 h，追加首剂量的半量。后者为离心分离血浆法常用。关于肝素的应用方法，目前有以下三种：

1. 全身肝素化法

为常规使用方法。治疗前 5 min，给患者肝素 0.5～0.8 mg/kg，静脉注射治疗开始后每小时追加肝素 10 mg；治疗结束前 1 h 停用肝素。实施前给予 4 mg/dl 的肝素生理盐水预冲、保留灌注 20 min 后，再给予生理盐水 500 ml 冲洗，有助于增强抗凝效果。肝素的使用剂量应依据患者的凝血状态进行调整。

2. 局部（体外）肝素化法

用肝素泵将肝素以 0.25 mg/min 的速率持续注入动脉管道，同时在静脉管道将鱼精蛋白以 0.25 mg/min 的速率注入，以中和肝素。治疗结束后 3 h 静脉注射鱼精蛋白 30～50 mg，以防肝素反跳。

3. 边缘肝素化法

首次肝素剂量为 0.5～0.7 mg/kg，以后每小时补给肝素 5～7 mg，保持分离器内血液凝血时间。

在实际操作中，由于血浆置换时血流量相对较小，血液中部分肝素随血浆滤出液清除，故肝素用量可能要相对较多。用量以使活化全血凝固时间（ACT）增加 2 倍为准。

（四）血浆滤出量的估算

首先需根据中毒者体重及血细胞比容估算患者固有血浆容量，公式如下：

$$PV \text{（ml）} = (1-Hct)(b+cw)$$

式中，PV：血浆容量；Hct：血细胞比容；w：体重（kg）；b：男性=1 530，女性=864；c：男性=41，女性=43.2。

若中毒者血细胞比容正常（0.45），则可按 $PV=40\ ml/kg\times w$ 快速估算出血浆容量。一般一次血浆滤过排出量应不低于固有血浆容量 65%～70%。小儿按 50～100 ml/kg 计算。

（五）血浆置换液的补充

应用新鲜冰冻血浆、新鲜冻干血浆或人体白蛋白滴液，以电解质生理平衡液为主补充。置换液中一般电解质溶液可占总量的 1/3～1/2。补充时先补电解质离子液，后补血浆、白蛋白等胶体液，防止输入血浆白蛋白后再被滤出丢失。输入置换液总量，可略超过滤出血浆总量的 10%。

（六）操作要点

1. 设备连接

依次将动脉段血路、血泵、单滤膜血浆滤过器、静脉段血路顺序相连接。

2. 通路冲洗

先用1 000 ml生理盐水冲洗血路管道和血浆滤过器，再用 2 000 ml肝素生理盐水（含肝素6 000 U）密闭式循环冲洗20 min 后待用。

3. 加温置换液

若无带加温装置的血液透析或血浆滤过主机，则可应用37～38 ℃电热恒温水浴箱，加温血浆置换液。工作原理及连接、流程见图 3。

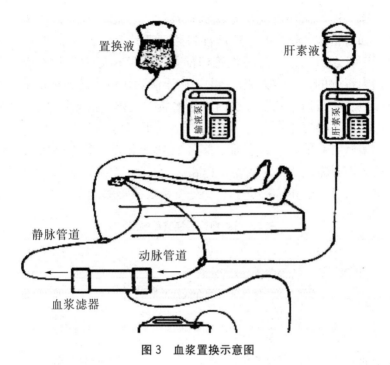

图3 血浆置换示意图

4. 滤出速度控制

穿刺置管建立血管通路后，将血路管道及血浆滤过器与病人动脉、静脉导管相连接，启动血泵，以40 ml/min初始流量，以后可以逐渐增加至 $100\sim200$ ml/min。血浆滤出速度控制在 $20\sim30$ ml/min，可通过控制血泵流速、血路管道或滤过器内压力及滤出废弃血浆收集袋垂直高度加以调节。

5. 掌握滤出量与输入量

动态观察、记录滤出废弃血浆量，同时从静脉段血路（即血浆滤过器后）输入基本等量、等速的置换液。

三、应用指征

血浆置换主要用于急性中毒者，尤其适合于同时多种毒物中毒、深昏迷、循环情况良好或毒物毒性大、能迅速引起严重后果者，如对铬酸和铬酸盐、镇静催眠药、毒蛇咬伤、重金属、毒蕈、阿司匹林、敌敌畏、三环类抗抑郁剂、百草枯等中毒均有效。在药物中毒中的应用常见表 7。主要用于清除血液中的各种毒素、炎性介质、非可溶性药物及血内异常物质（抗体、抗原抗体复合物、巨球蛋白、冷球蛋白等）。此外，临床还用于全身性炎症反应综合征、多器官功能不全综合征、多器官功能衰竭、急性呼吸窘迫综合征、神经系统疾病（吉兰—巴雷综合征）、重症肌无力、风湿性疾病、血液病、重症肝炎、自身免疫性疾病等的治疗。

表 7　可被血浆置换清除的药物

分类	药名	蛋白结合率/%
抗凝剂	双羟香豆素 99.8	
抗感染剂	华法林（苄丙酮香豆素）	97
	青霉素 A	65
	邻氯西林	95
	苯唑西林	94
	氨苄西林	23
	羧苄西林	50
	磺胺异恶唑	84
抗炎药	保泰松	99
	吲哚美辛	99
	羟苯保泰松	95
	水杨酸	84
心血管药	普萘洛尔	94
	洋地黄毒苷	90
	奎尼丁	89
中枢神经系统药	地西泮	99
	阿米替林	96

续表

分类	药名	蛋白结合率/％
中枢神经系统药	氯丙嗪	96
	氯氮卓	95
	去甲替林（去甲阿米替林）	94
	苯妥英钠	91
	丙米嗪	96
	硫喷妥钠	87
口服降糖药	甲苯磺丁脲	99
	甲磺氮卓脲	94
	氯磺丙脲	96
泌尿系统药	丙磺舒	99
	呋塞米	97
	氯噻嗪	95
	磺吡酮（苯磺唑酮）	95
	二氯噻嗪	92
	依他尼酸	90
其他	氯贝丁酯（祛脂乙酯）	90

四、禁忌证

采用血浆置换术无绝对禁忌证，相对禁忌证包括：①对血浆、人血清白蛋白、肝素等有严重过敏史者。②药物难以纠正的全身循环衰竭者。③非稳定期的心、脑梗死者。④颅内出血或重度脑水肿伴有脑疝者。⑤存在精神障碍而不能很好配合治疗者。

五、常见并发症

（一）低钙

置换液使用新鲜冰冻血浆或5％白蛋白，因其含有枸橼酸盐，大量快速输入可引起枸橼酸中毒（如低血钙、肢体抽搐）。可输入适量10％葡萄糖酸钙处理。

（二）出血

输入置换液中缺乏凝血因子，枸橼酸反应可引起低血钙，加上血浆置换过程中凝血因子经滤过器时被清除等因素，故治疗过程中或治疗后易发生出血倾向。

（三）低血压

在血浆置换过程中，血浆被大量丢失，致胶体渗透压降低，输入血浆、白蛋白等过程中产生过敏反应、枸橼酸反应，导致低血钙或低血压。可通过调节置换液输入量和血浆滤出的速度来调控，防止低血压的发生。

（四）过敏反应

常与置换液中输入的血浆或白蛋白有关。可应用激素等措施预防过敏反应的发生。如遇有严重反应而出现过敏性休克者，可考虑终止置换治疗。

此外，在血浆置换过程中，还易发生感染、溶血、水及电解质紊乱、血清蛋白减少等不良反应，应注意观察。

六、技术的研究进展

关于血浆置换技术的发展，目前研究主要集中在两个方面：一是血浆的分离方法。近年来，由于新型膜滤式血浆吸附技术应用于临床，可针对疾病特征有选择性地去除血浆中的各种致病因子，避免了传统血浆置换术的不足，如联级滤过去除术（在膜式血浆吸附技术的基础上增加一个孔径更小的滤过膜，仅允许去除血浆中大分子成分）、电离去除术、吸附技术（将分离及膜滤过后的血浆再注入吸附柱中，然后选择性吸附血浆中的致病性物质）。二是有人提出了根据患者病情选择不同置换液及置换液量的标准：①要具有良好的电解质组成及胶体渗透压。②生物相容性好。③无变应原及变态反应原。④无毒性。⑤大量输液，操作简便。⑥价格便宜。

第七节 换血疗法除毒

一、方法原理

换血疗法是放出患者体内含有毒物的血液，补充以同等数量的正常血液，改善全身状态。临床经验表明，此法简单易行，无须特殊设备，一般医师就可掌握，缺点是需血量较大，易发生输血反应及其他并发症。目前此法已少用，但在无特效抗毒药及其他有效排除血中毒物的情况下仍可使用。

二、技术要点

（一）患者准备

对中毒者进行放血前，先测血压、脉搏、呼吸，了解尿量及心脏情况，一般以在具有良好的循环条件下，实施此法易获成功，必要时可加用升压药，术中应监测患者的血压等生命体征。

（二）操作要点

选择两侧对称的静脉，一侧放血，另一侧输血，两侧速度要相近，一般每20～30 min换血500 ml；严格无菌操作规程。婴儿患者可用注射器缓慢抽血或注射血液，每次10 ml。

（三）换血量的掌握

放血量与输血量要相当，以同型、新鲜血为最佳，视病情换血总量为1 500～2 500 ml。输血量为全身血量1/2、2倍、3倍时，实际换血率分别为39.4%、86%、95%。

三、应用范围

换血疗法目前已用于一氧化碳、砷化氢中毒及严重巴比妥类、有机磷农药中毒，杀虫脒类产生的高铁血红蛋白症，抗枯灵产生的急性溶血，百草枯导致的肺、肝、肾、心等脏器中毒性坏死病变等中毒，还可用于其他毒物与其他原因所致的严重血管内溶血和甲基血红蛋白血症。对于这些中毒者均宜早期采用换血疗法。其方法视病情分次进行，采用先抽血、后补血的方式进行。如无条件换血，可直接输入新鲜血液。

四、并发症

（一）常见并发症

在换血过程中，一旦出现荨麻疹、喉头痉挛、输血反应，应予以紧急处理。

（二）大量输血并发症

1. 出血

可静脉滴注氢化可的松、酚磺乙胺、对羧基苄胺等。

2. 心功能紊乱

患者表现为心律失常、低血压甚至心跳停止，可能与枸橼酸中毒致低钙、输库存血、血钾增高、低温有关。防治措施：每输1 000 ml血用葡萄糖酸钙或氯化钙1 g，改用肝素血或温血输入。在输血过程中监测FKG，出现心动过缓、T波增高、QRS变形、QT间期延长，应停止输血。

3. 氨中毒

由于库存血的氨含量增高，在肝、肾功能障碍时可引起中毒，表现为过度换气、震颤，甚至昏迷，输新鲜血可以预防。

（三）其他并发症

（1）体液进出不平衡，导致心血管系统并发症。

（2）感染，如肝炎、败血症等。

（3）电解质紊乱，如血钾增高、血钙降低等。

（4）出血、溶血、血小板减少及毛细血管脆性增加。

（5）过敏反应。

（6）血清总蛋白减少等。

第八节　连续性动静脉血液滤过除毒

一、方法原理

1977 年德国医师 Kramer 首先提出连续性动静脉血液滤过（CAVH）作为紧急脱水用，成功地为患充血性心力衰竭和急性肺水肿的患者纠正了体液超负荷状态。此法是利用人体动—静脉之间的压力差，直接通过一个脱水性能好的小型滤过器，使血浆水分不断被滤出，以清除体内水分和毒性物质。其原理与血液滤过相似，比血液滤过更接近肾小球功能，同时简化了治疗设备。多年的临床实践证明，此法治疗严重急性肾功能不全患者有独特的优点，特别是那些有严重并发症的急性肾功能不全患者，如心力衰竭、低血压、多器官衰竭、高分解代谢等，其治疗效果令人鼓舞。

二、主要优缺点

（一）主要优点

连续性动静脉血液滤过在常见病的临床应用，其优点：①施用此法患者的心血管稳定性好，症状性低血压发生率极低。②对高容量性心力衰竭和急性肺水肿的救治优于血液透析。③对顽固性高血压疗效好，可能与中分子物质的清除有关。④对尿毒症周围神经病变有一定的改善。⑤患者的自觉症状改善优于血液透析，也可能与中分子物质的清除有关。

连续性动静脉血液滤过在重度中毒者的应用优点：有人通过

25例重度中毒者应用，发现CAVH主要通过对流方式持续缓慢清除中、小分子毒物，可防止反跳现象；与血液透析相比其优越性：①操作简单，能在床旁开展。②血液循环动力学稳定，因CVVH对溶质的清除速度较慢，血浆晶体渗透压改变慢。细胞外液容量变化也较小，滤器生物相容性较好，体外血液循环较慢，故对循环干扰较小，在低血压的情况下也可以进行。③因CAVH的滤器膜通透性高，可清除低于2.5万～4万Dalton的中分子炎症介质，并对炎症介质有吸附效应，故对阻碍急性中毒后MODS的进一步恶化可发挥重要作用。④可稳定内环境，CAVH通过超滤脱水，可纠正电解质及酸碱平衡，调节液体的出入量平衡，为营养和代谢支持创造条件。并能改善脑水肿、肺水肿和肾功能。

（二）主要缺点

采用连续性动静脉血液滤过的主要不足之处，对小分子物质的清除不如血液透析，尤其是高钾。费用昂贵，有易污染的危险。

第九节　血液透析滤过除毒

一、方法原理

血液透析滤过（HDF）是一项新技术，它综合了血液透析和血液滤过的优点，又弥补了血液透析和血液滤过的不足。扩大了清除毒素的范围，即中、小分子毒物均能清除，并可减少并发症，扩大治疗范围，提高透析患者存活率。但也存在费用昂贵，置换液不宜保存和容易过敏等不足。随着技术的发展，最新一代的透析机已经可以自动配置置换液，由此可见，HDF将在不远的将来成为治疗急、慢性肾功能衰竭的主要治疗方法。

二、技术条件

设备：HDF 专用机有德国 2008D，可以做 HD、HF 和 HDF；瑞典 MPS－10 三用机等。滤过器：可用高流量透析器，也可用血液滤过器。置换液：同 HF。在进行血液透析滤过时，要求血流量 250～350 ml/min，透析液流量 500 ml/min，补液量 10 L，在 3 h 内完成。

三、应用指征

血液透析滤过适用于所有 HD 指征要求短时高效的中毒者，及对常规 HD 不耐受者。

第十节　结肠透析除毒

一般认为结肠透析治疗中毒患者疗效差，但其操作简便、安全，适于基层医疗单位使用。

一、方法

将一根细导尿管插入乙状结肠（距肛门约 32 cm），上接静脉输液器，使透析液经导尿管慢慢滴入乙状结肠内。为避免导尿管团曲，可用手指插入直肠检查。另在直肠内放一根多孔橡胶管，作为排气排液管。两管均用胶布固定。为防止透析液自管的周围外溢，可在两管外靠近肛门处以凡士林纱布条绷绕，再用丁字带兜起，或用 4～5 cm 的胶布在臀部与双大腿内侧作交叉固定。然后将透析液置于输液器内持续滴入，成人每分钟 100～120 滴，儿童每分钟 20～40 滴。24 h 液体总量，成人约 1 500 ml，儿童约 400 ml。

二、透析液配方

依临床需要而定。一般可用配方：氯化钠6.3 g、氯化钾0.3 g、葡萄糖20 g、碳酸氢钠2.6 g、氯化钙0.3 g、蒸馏水加至1 000 ml。如患者有高血钾，可减少氯化钾含量；有严重水肿时，可每1 000 ml透析液中加入50％葡萄糖40 ml。

三、注意事项

实施结肠透析要注意的问题：①要记录注入的液体量和流出的液体量，有条件时可测定回流液内的毒物含量。②透析前要清洁灌肠，以免阻碍透析液的回流。③透析液回流不好时，可适当改变患者体位和肛管位置，亦可进行腹部按摩。必要时可应用新斯的明，以增加肠蠕动，但应注意药物禁忌证。

第十一节　血液透析与血液灌流串联除毒

一、方法原理

理用 HD 与 HP 两种净化方法的各自优点，相互协同弥补各自不足，以增加对毒物的清除能力。可用于混合性药物中毒，尤其适用严重中毒伴急性肾功能不全患者和严重水、电解质、酸碱平衡失调，或原有肝、肾功能损害的中毒者。

二、HD 和 HP 串联方法

应将灌流器置于透析器前血路管道动脉段上，以防止透析器超滤脱水使血液浓缩影响灌流，同时防止经灌流器血液的热量丧失，从而避免灌流器内凝血现象，保证 HD 和 HP 顺利进行。

三、血流量与肝素用量

血流量与肝素用量基本同血液透析或血液灌流，但应根据病人治疗过程中情况随时调整。

四、并发症与处理

（一）常见并发症

1. 与血管通路有关的并发症

与血管通路有关的并发症：血肿、气胸（锁骨下静脉途径多见）、腹膜后出血（股血管径路）。

2. 低血压

由于体外循环致有效血容量相对不足或血液透析超滤脱水过多所致，可在治疗过程中输用全血、血浆、白蛋白等，必要时应用升压药辅助。

3. 出血

体内肝素化抗凝、弥散性血管内凝血（DIC）或因灌流吸附等因素，易诱发或加重原有轻微渗血或有出血倾向的病人出现较大量的出血。此类病人可选择小剂量、短时间应用肝素或无肝素法抗凝。

（二）特殊并发症

1. 低磷血症

中毒透析病人通常无尿毒症性的磷代谢异常，故血浆磷酸盐不高。由于标准透析液中没有磷酸盐，故通过透析可能降低了血浆磷水平，并导致呼吸功能不全或其他并发症。对这类并发症的防治，可将磷补充入透析液中（含磷透析液），以避免透析中的低磷血症。

2. 碱血症

标准碳酸氢盐透析液中含有非生理性高浓度碳酸氢盐产生碱

基（含 HCO_3^- 35～38 mmol/L）。通常用它矫正尿毒症代谢性酸中毒。而在急性药物或毒物中毒时，往往同时伴随代谢性或呼吸性碱中毒，对这类病人进行透析时，应适当减少碱基，否则会加重碱血症。

3. 失衡综合征

中毒伴急性尿毒症病人，往往一开始就采用长时间的高效透析，可能会诱发或加重失衡综合征。主要原因是透析中随着尿毒症病人体内小分子物质等快速被清除，血浆溶质水平迅速下降，血浆渗透压减低而呈低张状态，从而形成血液－脑脊液之间渗透压梯度差加大，而导致急性脑水肿、脑压升高。轻者表现为恶心、呕吐、头痛。重者可出现反应迟钝、抽搐或昏迷。应立即降低血流量以减低溶质排除速率，辅以高渗葡萄糖或 25％甘露醇溶液，提高血浆渗透压，减轻脑水肿，必要时可终止透析。

4. 血小板减少性出血

由于灌流器（如活性炭类）可吸附或破坏部分血小板，可致血小板减少症而造成出血。目前已有新型灌流器供应，其以肝素水凝胶包裹吸附材料可以减少血小板吸附程度。

第十二节　持续性血液净化除毒

一、方法原理

持续血液净化治疗（CBP）是指所有缓慢、连续清除体内水和溶质的一组治疗方式。模拟人体肾脏，将血液运送到滤器（肾小球毛细血管网），通过对流的原理清除溶质或毒物和水分（肾脏的排毒和排水），补充置换液（肾脏的重吸收）后返回人体的这一连续、反复的治疗过程，称为连续性肾替代治疗（CRRT）。

二、适用范围

该治疗系统体现近 20 年来血液净化领域的新成就，也是近年来急诊医学的重要进展。它不但应用于急性、慢性肾衰竭，而且已广泛地被应用于非肾脏疾患，特别是应用在一些危重病如全身性炎症反应综合征、多器官功能不全综合征、多器官功能衰竭、心力衰竭、电解质紊乱、肝衰竭、药物与毒物中毒、重症胰腺炎等。

三、技术特点

持续血液净化的优点：操作简单、血流动力学稳定、溶质清除率高、生物相容性好、不良反应少。由于持续血液净化治疗较常规间断血液净化时间要长，一般要在 12～24 h 甚至有的达 48 h，因此效果较常规方式明显。这些血液净化模式构成了连续肾脏替代治疗。

第五章 体内吸收毒物的解毒治疗

针对中毒者与引起中毒的毒物特点，采用具有解除毒物毒性作用的药物进行治疗，也是目前急性中毒救治中的重要步骤之一。用于解救中毒的药物统称为解毒药，按解毒药物的作用特点和疗效不同，可分为一般性解毒药与特异性解毒药。一般性解毒药，顾名思义解毒谱广，可用于多种毒物中毒；缺点是无特效作用，作用较弱，一般用于辅助治疗，如保护黏膜减少毒物刺激的牛奶、蛋清，吸附毒物的药用炭，沉淀生物碱类的凝酸等。特异性解毒药解毒作用具有针对性，对某种毒物具有特异的解毒作用，解毒效能高。遗憾的是，目前多数毒物尚无相应的特效解毒药，而且特异性解毒药本身也有局限性。

第一节 常用解毒药的药理作用分类

根据急性中毒临床救治中常用药物的药理学作用方式，可将其分为以下几类。

一、物理性作用药

这类药物主要作用可除去或制止毒物的吸收，如药用炭可吸附毒物，蛋清、牛奶可沉淀重金属，保护黏膜等。

二、化学性作用药

这类药物主要作用可改变毒物的理化性质，使之毒性降低。

如弱酸能中和强碱，弱碱能中和强酸；二巯丙醇能夺取已与组织中酶系统结合的金属，使其变成不易分解的络合物。

三、生理性拮抗药

这类药物主要作用可以拮抗毒物对人体生理功能的扰乱作用。如氟马西尼（安易醒）可以拮抗苯二氮䓬类对中枢神经系统的抑制作用等。

第二节　一般性解毒药

一般性解毒药指可用于多种毒物中毒，但无特效作用的一类药物。目前在救治急性中毒中常用的有以下几类。

一、物理性作用排毒药物

（一）吸附毒物的药物

利用具有吸附毒物的药物，据其物理结构特点，吸附进入胃肠道的毒物，以阻止毒物被机体吸收，达到减少其毒性作用的目的。这类药物有活性炭、白陶土等。

1. 活性炭（Charcol）

（1）理化特性。

活性炭为无臭、黑色、无定形粉末，具有颗粒小、含大量小孔、表面积大的特点，是安全可靠的吸附剂。它与毒物非特异性结合为复合物使之不能被吸收。

（2）药理作用。

活性炭具有强大的吸附能力，口服后能吸附胃肠内尚未吸收的有机磷、杀蚕毒及百草枯等农药，起到吸附排毒作用。文献报道口服活性炭 1 g/kg 能有效地减少毒物吸收，随后，口服

0.5 g/kg，每 4~6 h 服 1 次，能增强毒物的排出。

（3）适用毒物。

活性炭可用于许多经口中毒的患者，如生物碱、巴比妥类、吗啡类、水杨酸类、三环类抗抑郁药、苯酚、氯化汞、毒菌等。但对以下毒物的吸附作用不理想：酚类、乙二醇、碳氢化合物、重金属、锂盐、铁盐、有机磷类、氨基甲酸酯类、氢化物、酸类、苛性碱、非水溶性物质。

（4）用法、用量。

①对重度中毒应先洗胃再口服活性炭，首剂量 1 g/kg，然后每 2~4 h 服 1 次，每次 0.5 g/kg。

②活性炭可与解毒剂混合（活性炭 2 份，氧化镁、鞣酸各 1 份）并加入泻盐同服，多用于沙蚕毒系农药中毒患者洗胃后，由胃管内灌入。

③对吞服百草枯后 1 h 内的中毒者，可用活性炭（成人 100 g、儿童 15~30 g）与山梨醇（成人 1~2 g、儿童 1~1.5 g）同服。

④对烟碱、鱼藤精农药中毒时，可用 0.2%~0.5% 活性炭悬液洗胃。

（5）不良反应。

活性炭可引起的不良反应有恶心，而长期服用者会出现便秘等。

（6）注意事项。

应用活性炭应现配现用，给药及时足量，多次重复给。活性炭对重金属、锂盐、乙醇无吸附作用。活性炭易吸潮，故应密封保存。

（7）配伍禁忌。

活性炭不宜与维生素、抗生素、洋地黄、生物碱类、乳酶生及其他消化酶类等药物合用，以免被吸附而影响其疗效。

2. 白陶土（Kaolium）

（1）理化特性。

白陶土又名高岭土、皂土、漂白土；为白色或类白色细粉，或易碎的块状物；加水湿润，即发出类似黏土的气味、颜色加深。

（2）适用毒物。

本品有吸附作用，内服后能吸附肠内气体和细菌毒素，阻止胃肠道对毒物的吸收，并对发炎黏膜有保护作用，用于治疗痢疾和食物中毒，每100 g白陶土可吸附百草枯约6 g。百草枯遇碱分解，白陶土可使之失活。外用有保护皮肤作用，能吸收创面渗出物，可防止细菌侵入。

（3）用法、用量。

口服，每次15～30 g，每日3次。

（4）注意事项。

白陶土吸湿后效力即减弱，应在密闭、干燥处保存。

（二）沉淀毒物的药物

有些药物可与相应的毒物结合导致沉淀，减少毒物的吸收。如3％～5％的鞣酸溶液、浓茶等，能和许多生物碱、重金属盐产生沉淀，阻止毒物吸收。但鞣酸与毒物的结合比较疏松，仍能释放毒物而被吸收；且剂量过大对肝脏有损害，因此其解毒效力和安全性不及活性炭。

针对不同的毒物，可选用的沉淀药物如下。

1. 碘

可用75 g淀粉配1 L水成混悬液洗胃，可致沉淀。

2. 汞化物

可用甲醇化次硫酸钠，把氯化汞和其他汞盐还原为金属汞，降低其溶解度，使之不易吸收。

3. 磷

可用0.1％～0.5％硫酸铜溶液洗胃，使其变为不溶的磷化铜。

4. 可溶性钡化物

用30～60 g硫酸钠或硫酸镁口服，使之成为不溶性的硫酸钡。

5. 铊

用普鲁士蓝所含的钾，置换铊形成不溶性的铊盐；或使用碘盐使铊变为不溶的碘化铊。

6. 氟化物

用 10％氯化钙5 ml加水至1 L或调成 15％的洗胃液，可与氟结合形成氟化物，并且可纠正中毒所致的低钙血症。

7. 铁化物

用碳酸氢钠溶液洗胃，把亚铁离子变为碳酸亚铁，形成难以吸收的沉淀物。

8. 砷化物

用新配制的氢氧化铁溶液，与砷形成不溶性的络合物砷酸铁，不易被吸收。

9. 银盐

用 0.9％氯化钠溶液洗胃，使其形成无腐蚀性的氯化银沉淀。

10. 其他

如鞣酸可使重金属发生沉淀，碘酊可与奎宁、士的宁作用形成沉淀，石灰水可与草酸作用生成不溶性的草酸钙等。

二、化学性作用解毒药物

通过药物与毒物的化学反应，达到降低其毒性目的。常用的有引起毒物氧化、还原、中和等药物。

（一）氧化毒物的药物

可对毒物产生氧化作用的药物有多种，本文仅介绍常用的高锰酸钾。

1. 高锰酸钾（Potassium Permanganate）

（1）理化特性。

高锰酸钾又名过锰酸钾、灰锰氧、pp 粉。为黑紫色结晶，有青色金属光泽；无臭，味甜；能溶于水；在空气中稳定，遇热（240 ℃）分解，放出氧气。醇、亚铁盐、碘化物、乙二酸盐等均可促其分解，在酸性或碱性溶液中更为明显。分子式为$KMnO_4$，分子量 158.04。

（2）药理作用。

高锰酸钾为强氧化剂，在水中分解，可形成二氧化锰等放出氧。因此，高锰酸钾除了可氧化细菌、病毒体蛋白，破坏其结构，从而使之死亡之外；对口服药物、食物，特别是吗啡、阿片、马钱子碱等中毒，可用于洗胃，以及蛇咬伤急救处理。高锰酸钾可氧化有机毒物，分解许多生物碱，亦能使氰化物和磷氧化物失去毒性；但对阿托品、巴比妥等不能氧化。对有机磷农药 1605、1059 及 3911 等中毒，因可氧化为毒性更强的氧磷类，故而忌用。

（3）用法、用量。

①用作消毒液，应一次性使用，随用随配；对物品消毒，用 0.1%～1% 溶液浸泡 10～30 min；对皮肤、黏膜消毒，用 0.1% 溶液浸泡擦洗 5～10 min；含漱用 0.02%～0.05% 溶液；坐浴或阴道冲洗，用 0.02% 溶液。

②0.5% 高锰酸钾溶液可用于吗啡中毒洗胃；5% 溶液的止血、收敛效力强；创伤可用 0.1%～0.5% 溶液洗涤；结膜炎用 0.01%～0.02% 冲洗；鹅口疮，慢性溃疡等，用较浓的溶液（0.5%～1.5%）洗涤。服用巴比妥类药物过量或磷等剧毒药物中毒时，可用本品 0.02%～0.05% 溶液洗胃，以破坏毒物；但不能反复应用，以免腐蚀胃黏膜。

（4）不良反应。

高浓度高锰酸钾溶液对黏膜有刺激作用，误服大量可产生中毒症状，呕吐、流涎，甚至引起蛋白尿，严重的可能导致死亡。

（5）注意事项。

①高锰酸钾溶液暴露于空气中易分解，应随用随配。

②消毒后的物品和容器可被染为深棕色，应及时洗净，以免反复使用着色加深难以去除。必要时，对其形成的污垢可用草酸或亚硫酸溶液去除。

③因氧化作用，高锰酸钾对金属有一定腐蚀性，故不宜长久

浸泡。消毒后应将残留药液冲净。

④勿用湿手直接拿取本药结晶，否则手指可被染色或腐蚀。

（6）配伍禁忌。

高锰酸钾忌与碘、还原剂和许多还原性有机物合用。因与还原剂（如甘油、糖、碘）研合，可能引起爆炸；因此也忌与蔗糖、葡萄糖合用。

（二）还原毒物的药物

具有还原毒物作用的药物有：①维生素 C 可直接作用于高铁血红蛋白，使之还原，但疗效不及亚甲蓝迅速彻底，二者合用有协同作用；维生素 C 可作为重度高铁血红蛋白症的辅助治疗。②还原型谷胱甘肽（GSM）是细胞内重要的水溶性抗氧化剂，能清除自由基如 $HO-$、O_2-；且可与毒物或其代谢产物相结合排出体外而解毒，并能保护功能重要的巯基酶等；对毒物所致的中毒性肝病、白毒伞蕈引起的急性肝功能衰竭有一定疗效。③乙酰半胱氨酸（NAC）：急性中毒时体内谷胱甘肽消耗过多，NAC 进入体内后能提供谷胱甘肽，补充肝内含量，起保护作用。④辅酶 Q10 为细胞代谢的激活剂和重要的抗氧化剂。

1. 维生素 C（Vitamin C）

（1）理化特性。

别名：高喜、丙素、丙种维生素、抗坏血酸、力度伸、浓维生素 C、维生素丙、维他命 C、玉莎维生素 C、右旋抗坏血酸。剂型有①片剂：25 mg，50 mg，100 mg；②注射剂：0.1 g（2 ml），0.25 g（2 ml），0.5 g（5 ml），2.5 g（20 ml）；③颗粒剂：2 g（含维生素 C 100 mg）；④泡腾片剂：1 g。

（2）药理作用。

维生素 C 除能治愈坏血病外，还有其他重要的生理作用。既可以氧化型，又可以还原型存在于体内；既可作为氢的供体，又可作为氢受体，在体内极其重要的氧化还原反应中发挥作用。如维生素 C 能保持巯基酶的活性和谷胱甘肽的还原状态，起解毒作用；红细胞中的维生素 C 可直接还原高铁血红蛋白（HbM）成为血红蛋白（Hb），恢复运输氧的能力；能使难以吸收的 Fe^{3+} 还原为易于吸收的 Fe^{2+}。维生素 C 可提高肝脏对各种毒物转化反应中酶的活性，促进其转化，发挥解毒作用；还能使氧化型谷胱甘肽转化为还原型谷胱甘肽，后者可与金属离子结合而排出体外，避免重金属离子铅、砷、汞等与巯基结合使酶失活而造成中毒。

（3）药物动力学。

维生素 C 主要在胃肠道的空肠吸收。体内分布以腺体组织、白细胞、肝、眼球晶状体中含量较高，血浆蛋白结合率为 25%。在肝内代谢，极少数以原形物或代谢物经肾排泄，主要代谢产物为草酸及其硫酸酯，当血浆浓度大于 14 $\mu g/ml$ 时，尿内排出量增多。可进入乳汁，可经血液透析清除。

（4）适用范围。

用于防治维生素 C 缺乏病（坏血病）、各种贫血、过敏性皮炎、瘙痒症、口疮、促进伤口愈合等。用于防止冠状粥样硬化性心脏病（冠心病）、脑血管病等动脉粥样硬化性疾病；用于各型白内障、出血性眼病（眼内出血）、角膜疾患、眼内炎症、视网膜、脉络膜病变等疾病的辅助治疗；亦用于碱烧伤的对抗治疗。

（5）用法、用量。

成人口服给药为①一般用量：每次 50～100 mg，每天 2～3 次；②慢性透析患者：每天 100～200 mg；③维生素 C 缺乏：每次 100～200 mg，每天 1～3 次，至少连服 2 周；④酸化尿液：每天口服 4～12 g，分次服用，每 4 h 服 1 次；⑤特发性高铁血红蛋白血症：每天 300～600 mg，分次服用。

成人肌肉或静脉注射①维生素 C 缺乏：每天 100～500 mg，至少连续 2 周；②克山病心源性休克：首剂量 5～10 g，加入 25% 葡萄糖注射剂中缓慢静脉注射。

儿童口服给药：维生素 C 缺乏时，每天 100～300 mg，至少连续服用 2 周。

儿童肌肉或静脉注射：维生素 C 缺乏时，每天 100～300 mg，至少连续 2 周。泡腾片，儿童每天半片，溶入 1 杯水中饮用。

（6）不良反应。

快速静脉注射可引起头晕、晕厥；长期服用每天 2～3g 可引起停药后维生素 C 缺乏病；大量应用（每天用量1 g 以上）可引起腹泻、皮肤发红发亮、头痛、尿频（每天用量600 mg 以上时）、恶心、呕吐、胃痉挛；动脉粥样硬化患者应用大剂量维生素 C，可使血清胆固醇升高。

（7）禁忌证。

对注射维生素 C 过敏者禁用。

（8）注意事项。

①慎用：具有半胱氨酸尿症、痛风、高草酸盐尿症、草酸盐沉积症、尿酸盐性肾结石、糖尿病（可干扰血糖定量）、葡萄糖-6-磷酸脱氢酶缺乏症（可引起溶血性贫血）、血色病、铁粒幼细胞性贫血或地中海贫血（可致铁吸收增加）、镰形红细胞贫血（可致溶血危象）者要慎用。

②药物对妊娠的影响：本药可通过胎盘，孕妇大量服用时，可产生婴儿坏血病。

③药物对哺乳影响：本药可分泌入乳汁。

④不宜与碱性药物（如氨茶碱、碳酸氢钠、谷氨酸钠等）、维生素 B_2、三氯叔丁醇，以及含铜、铁离子（微量）的溶液配伍，以免影响疗效。

⑤突然停药，有可能出现维生素 C 缺乏病症状，应逐渐减量停药。

（9）与药物的相互作用。

①浓度为 0.1%～0.25% 的维生素 C 溶液即可还原高锰酸钾而使之失效，故可作为解毒剂，用于高锰酸钾中毒时的洗胃，并可防止高锰酸钾引起的组织损伤。

②维生素 C 可使高毒性六价铬盐还原为低毒性三价铬盐，故可用为解毒剂。维生素 C 软膏外用，可以防治铬疮。

③铁剂可与维生素 C 络合形成易于吸收的二价铁盐，铁吸收率增加可达 145.6%。

④糖皮质激素与维生素 C 合用，可降低激素代谢，使激素作用增强。

⑤重金属解毒剂（二巯丙醇等）与维生素 C 联用可增强解毒作用。

⑥维生素 C 可增强抗精神病药物（如氟哌啶醇）的多巴胺受体作用。有报道称维生素 C 可使低毒五价砷还原为剧毒三价砷，增强毒性，并增加砷致癌危险性。

⑦水产品河虾、对虾等，多含有对人体无毒性的五价砷，如同时服用大量维生素 C（或酸性食物），可发生砷中毒。

⑧四环素类抗生素、氯化铵、氨茶碱、磺胺类、巴比妥类及水杨酸类药物（如阿司匹林）可增加维生素 C 的排泄，长期用药时应适量补给维生素 C。维生素 C 能加快阿司匹林的吸收，促使后者发挥作用，并预防阿司匹林引起的胃肠黏膜损伤。

⑨与巴比妥或扑米酮等合用，可促使维生素 C 的排泄增加。

⑩纤维素磷酸钠可促使维生素 C 代谢为草酸盐。

⑪长期或大量应用维生素 C 时，能干扰双硫仑对乙醇的作用。

⑫维生素 K_3、碘剂及含有铜、铁等的肝制剂有氧化性，与维生素 C 可产生氧化还原反应，合用则疗效减弱或消失。

2. 还原型谷胱甘肽（Glutathione）

（1）理化特性。

别名：阿拓莫兰、双益健、古拉定谷胱甘肽、去白障、益视安、乃奇安。分子式：$C_{10}H_{17}N_3O_6S$，分子量：307.32。剂型：滴眼剂，2%（5 ml）。注射剂（粉），50 mg、300 mg、600 mg；片剂，50 mg、100 mg。性状：本品为糖衣片或薄膜衣片，除去包衣后显白色。

（2）药理作用。

谷胱甘肽是由谷氨酸、胱氨酸及甘氨酸组成的一种三肽，它是甘油醛酸脱氢酶的辅基，又是乙二醛酶及磷酸丙糖脱氢酶的辅酶，参与体内三羧酸循环及糖代谢，使人体获得高能量。谷胱甘肽能激活多种酶，如体内的巯基（—SH）酶、辅酶等，从而促进糖类、脂肪及蛋白质代谢，也能影响细胞的代谢过程，是一种细胞内重要的调节代谢物质。此外，谷胱甘肽在体内以还原型谷胱甘肽（GSH）和氧化型谷胱甘肽（GSSG）两种形式存在，其活性成分为还原型谷胱甘肽，能参与体内氧化还原过程。在谷胱甘肽转移酶的作用下，还原型谷胱甘肽能和过氧化物及自由基相结合，以对抗氧化剂对巯基的破坏，保护细胞膜中含巯基的蛋白质和含巯基的酶不被破坏，亦对抗自由基对重要脏器的损害。谷胱甘肽广泛存在于动植物细胞内，在肝脏和晶状体中含量较多。

谷胱甘肽能激活和保护各种酶，使机体免受碘乙酸、芥子气、自由基（如超氧阴离子）、重金属（如汞、铅）、环氧化物等有害物质的毒害，从而促进糖类、脂肪及蛋白质代谢，也能影响细胞的代谢过程。

（3）药物动力学。

谷胱甘肽是一种生理作用广泛的生理因子，它在细胞质内合成，尤其以肝脏合成为主，其代谢亦以肝脏为主，并广泛分布于机体各器官内，在维持细胞生物功能方面起着重要作用。动物药理试验提示，本药静脉注射5 h后血药浓度达最高峰，注射1 h后可在肝、肾、肌肉等组织中测出，并有小剂量在脑中发现，半衰期为24 h。主要由肾脏排泄，通过肾小球直接滤过和利用 γ-谷氨酰胺转肽反应的非滤过机制两种方式由肾脏清除。

（4）适用范围。

①用于各种肝病，尤其对酒精中毒性肝病、药物中毒性肝病（包括抗癌药、抗结核药、精神神经药物、抗抑郁药、对乙酰氨基酚和中药等）有肯定的疗效，对感染性肝病如乙型病毒性肝炎、

丙型病毒性肝炎中的慢性活动型亦有改善症状、体征和恢复肝功能的作用。

②用于重金属、有机溶剂等中毒的解救。

③预防和治疗放射性损伤、白细胞减少症及放射线引起的骨髓组织炎症。

④用于面部色素沉着、汗斑和各种原因引起的色素沉着。

⑤滴眼液用于早期老年性白内障，还可用于角膜溃疡、角膜上皮剥离、角膜炎等。

⑥谷胱甘肽可减轻丝裂霉素的毒副作用。

（5）用法、用量。

肌肉注射：将本药注射剂用所附带的2 ml维生素C注射剂溶解后使用，每天 300～600 mg，重症每天 600～1 200 mg，每天 1～2次。

静脉注射：用法用量同肌肉注射。

口服给药：每次 50～100 mg，每天 1～3 次，可根据年龄及症状适当增减。

经眼给药：将100 mg谷胱甘肽溶解于5 ml溶解液中或用 2% 的滴眼液滴眼，每次 1～2 滴，每天滴眼 3～5 次。

（6）不良反应。

①用药后可能出现皮疹、胃痛、恶心、呕吐等，注射局部可有轻度疼痛。

②少数患者使用本药滴眼后可能出现瘙痒感、刺激感、眼部充血、一过性视力模糊等症状，停药后即消失。

（7）禁忌证。

对本品成分过敏者应禁用。

（8）注意事项。

①注射时不得与维生素 B_{12}、维生素 K_3、泛酸钙、乳清酸、抗组胺制剂、磺胺制剂及四环素制剂混合使用。

②局部点眼勿与磺胺类和四环素类药物合用；滴眼液颗粒溶

解后要在 1 个月内使用。

（三）中和毒物的药物

如 2%醋酸溶液、0.5%～1%枸橼酸液等弱酸可中和强碱；氢氧化铝凝胶、镁乳、2%～5%碳酸氢钠溶液、肥皂水等弱碱可中和强酸。

1. 氢氧化铝（Aluminium Hydroxide）

（1）理化特性。

分子式 $Al(OH)_3$，分子质量 78.0；为白色结晶粉末，无臭、无味，不溶于水和乙醇，在稀矿酸或氢氧化碱溶液中溶解。

（2）药理作用。

对胃酸的分泌无直接影响，对胃内已存在的胃酸起中和或缓冲作用，可导致胃内 pH 值升高，从而使胃酸过多的症状得以缓解。其中和酸的能力比含镁制剂和碳酸钙为低，而比碳酸铝、碳酸双羟铝钠为高。另外，铝离子在肠内与磷酸盐结合成不溶解的磷酸铝经粪便排出。

（3）药物动力学。

极少量的本品在胃内转变成可溶性的氯化铝被吸收，并从尿中排泄，大部分铝离子在肠内结合成不溶解的铝盐，如磷酸盐、碳酸盐及脂肪酸盐，经粪便排出。本品起效缓慢，在胃内作用时效的长短与胃排空快慢有关。空腹服药作用可持续 20～30 min，餐后 1～2 h 服药时效可能延长到 3 h。

（4）适用范围。

能缓解胃酸过多而引起的反酸等症状，适用于胃和十二指肠溃疡病，及反流性食管炎的治疗；与钙剂和维生素 D 合用时可治疗新生儿低钙血症（手足搐搦症）。尿毒症患者服用大剂量氢氧化铝可减少磷酸盐的吸收，减轻酸血症。

（5）用法、用量。

口服：成人一次 2～3 片，一日 3 次，餐前 1 h 嚼碎后服用。

（6）不良反应。

老年人长期服用，可致骨质疏松；肾功能不全患者长期服用可能会有铝蓄积中毒，出现精神症状。

（7）禁忌证。

阑尾炎或急腹症时，服用本品可使病情加重，可增加阑尾穿孔的危险，应禁用。

（8）注意事项。

①本品连续使用不得超过7 d，症状未缓解，请咨询医师或药师。②骨折患者不宜服用，这是由于不溶性磷酸铝复合物的形成，导致血清磷酸盐浓度降低及磷从骨内移出。③本品能妨碍磷的吸收，长期服用能引起低磷血症；低磷血症（如吸收不良综合征）患者慎用。④本品有便秘作用，故长期便秘者应慎用。⑤如服用过量或出现严重不良反应，应立即就医。⑥对本品过敏者禁用；过敏体质者慎用。⑦本品性状发生改变时禁止使用。⑧若与其他药品同用，使用前请咨询医师或药师。

（9）药物相互作用。

①服用本品1 h内应避免服用其他药物，因氢氧化铝可与其他药物结合而降低吸收，影响疗效。②本品与肠溶片同服，可使肠溶片加快溶解，不应同用。

2. 碳酸氢钠（Sodium Bicarbonate）

（1）理化特性。

别名：酸式碳酸钠、小苏打、药用碳酸氢钠、重曹、重碳酸钠。分子式：$NaHCO_3$，分子量：84.01。性状：白色粉末或不透明单斜晶系细微结晶；无臭、无毒、味咸。溶解性：可溶于水，微溶于乙醇；其水溶液因水解而呈微碱性。

（2）药理作用。

①碳酸氢钠口服后能迅速中和胃中过剩的胃酸，减轻疼痛。但作用时间短，口服易吸收，能碱化尿液，可减少或防止抗枯灵所致的血红蛋白在肾小管的沉积。碱化尿液有利于有机氮类农药

从人体内的排泄。②用于有机磷等农药引发的酸中毒，能直接增加肌体的碱储备，使氢离子浓度降低。③用于甲拌磷（3911）、对硫磷（1065）、内吸磷（1059）、乐果等硫代磷酯类有机磷农药、氨基甲酸酯类农药、沙蚕毒系等农药口服中毒患者的洗胃，排出并分解未被吸收的农药。

（3）用法、用量。

①碱化尿液口服碳酸氢钠1 g，每4 h 1次，或5%碳酸氢钠溶液 100～200 ml静脉滴注。

②用于代谢性酸中毒，急救时给予5%碳酸氢钠 2～4 ml/kg，以后剂量按下式估计，并视病情分次给予。

5%NaHCO$_3$ 补给量（ml）＝CO$_2$ 结合力下降的值（mmol）×体重（kg）×0.5

开始补给 1/2 量，然后根据反应和CO$_2$结合力的复查结果酌情补给。如果CO$_2$结合力大于20 mmol/L，即可停药。静脉注射时必须缓慢，静脉滴注时应先用 2～3 倍量的 5%葡萄糖注射液稀释，然后一次用完。24 h 内 5%碳酸氢钠液不应超过 800～1 000 ml。

③用 1%～2%碳酸氢钠溶液洗胃。

（4）不良反应。

口服后中和胃酸时产生大量二氧化碳，可引起嗳气、胃内压力增加、继发性胃酸过多等，对严重胃溃疡病人可引起溃疡穿孔，并能刺激胃幽门窦黏膜，反射性地引起促胃泌素的释放，导致继发性胃酸分泌增加。用量过大可致碱中毒和水肿。

（5）注意事项。

①不能用于口服敌百虫患者，以避免敌百虫遇碱形成毒性更强的敌敌畏。②灭鼠药中毒也禁用本品洗胃。③口服后和胃酸作用产生大量的二氧化碳，增加胃内压力，严重胃溃疡、充血性心力衰竭、肾功能衰竭的酸中毒患者均应慎用。④长期大量使用可引起碱中毒。⑤静脉滴注时，由于迅速碱化作用，可引起低钙血

症或低钾血症。

三、增强生理功能药物

即采用药物改变中毒者体内某些生理功能，如促进呕吐、导泻、提高血液渗透压、利尿等，以促进机体排出毒物。

（一）保护胃肠道黏膜的药物

用于保护胃肠道黏膜功能的物理作用解毒药，有生蛋清液、牛奶、豆浆、面粉糊等，可起润滑保护作用，减轻毒物对胃肠道黏膜的刺激，同时也可减少毒物吸收。但解毒作用有限，效力较差，只可作为综合治疗措施中的一种辅助方法。

（二）改变体内环境渗透压的药物

一些药物可通过改变人体血浆、脑部、肾脏的渗透压，促进体内毒物的排出。

1. 甘露醇（Mannitol）

（1）理化特性。

分子式 $C_6H_{14}O_6$，分子量 182.17；性状为无色的澄明液体，低于15 ℃呈结晶，用温开水化开即可，不影响药效。

（2）药理作用。

甘露醇的高渗溶液能使血浆渗透压及尿渗透压升高，产生组织脱水及利尿作用，用药后10 min出现利尿，2～3 h达高峰，维持6～8 h。如使用及时，可减轻农药对肾脏的损害，避免出现急性肾功能不全；同时静脉给药后20 min，颅内压显著下降，作用维持6 h以上，无反跳回升现象，为一种有效降低颅内压，治疗有机磷、氨基甲酸酯、拟除虫菊酯等引起的中毒性脑水肿的药物。

（3）适用范围。

①适用于组织脱水，治疗各种原因引起的脑水肿，降低颅内压，防止脑疝发生。

②可有效降低眼内压，应用于其他降眼内压药无效时或眼内

术前准备。

③为渗透性利尿药，用于鉴别肾前性因素或急性肾功能不全引起的少尿；亦可应用于预防各种原因引起的急性肾小管坏死。

④可作为辅助性利尿措施治疗肾病综合征、肝硬化腹水，尤其适用于各种原因伴有低蛋白血症时。

⑤对某些药物逾量，或毒物中毒（如巴比妥类药物、锂盐、水杨酸盐和溴化物等），可促进排泄，防止肾毒性。

⑥可作为冲洗剂，应用于经尿道内作前列腺切除术；及术前肠道准备。

（4）用法、用量。

①成人常用量：利尿，常用量按体重 1～2 g/kg，一般用20％溶液250 ml静脉滴注，可通过调整剂量使尿量维持在每小时30～50 ml。治疗脑水肿、颅内高压和青光眼，按体重 0.25～2 g/kg，30～60 min内静脉滴注。当病人衰弱时，剂量应减小至0.5 g/kg，严密随访肾功能。鉴别肾前性少尿和肾性少尿，按体重0.2 g/kg，以 20％浓度于 3～5 min内静脉滴注，如用药后 2～3 h以后每小时尿量仍低于 30～50 ml，最多再试用一次，如仍无反应则应停药，已有心功能减退或心力衰竭者慎用或不宜使用。预防急性肾小管坏死，先给予 12.5～25 g，10 min内静脉滴注，若无特殊情况，再给50 g，1 h内静脉滴注，若尿量能维持在每小时50 ml以上，则可继续应用 5％溶液静脉滴注。若无效则立即停药。治疗药物与毒物中毒，50 g以 20％溶液静脉滴注，调整剂量使尿量维持在每小时 100～500 ml。

②小儿常用量：利尿，按体重 0.25～2 g/kg，或按体表面积60 g/m²，2～6 h内静脉滴注。治疗脑水肿、颅内高压和青光眼，按体重 1～2 g/kg，或按体表面积 30～60 g/m²，于 30～60 min内静脉滴注，病人衰弱时剂量减至0.5 g/kg。鉴别肾前性少尿和肾性少尿，按体重0.2 g/kg，或按体表面积6 g/m²，静脉滴注 3～5 min，如用药后 2～3 h尿量无明显增多，可再用 1 次，如仍无反

应则不再使用。治疗药物与毒物中毒，按体重 2 g/kg，或按体表面积 60 g/m^2，并将本品稀释为 5%～10% 溶液静脉滴注。

（5）不良反应。

以水和电解质紊乱的出现最为常见。快速大量静脉注射甘露醇，可引起体内甘露醇积聚，血容量迅速大量增多（尤其是急、慢性肾功能衰竭时），导致心力衰竭（尤其有心功能损害时），稀释性低钠血症，偶可致高钾血症。不适当的过度利尿，易导致血容量减少，加重少尿。大量细胞内液转移至细胞外，可致组织脱水，并可引起中枢神经系统症状。渗透性肾病（或称甘露醇肾病），主要见于大剂量快速静脉滴注时，其机理尚未完全阐明，可能与甘露醇引起肾小管液渗透压上升过高，导致肾小管上皮细胞损伤有关。病理表现为肾小管上皮细胞肿胀，空泡形成。临床上出现尿量减少，甚至急性肾功能不全。

其他不良反应有寒战、发热，排尿困难，血栓性静脉炎，甘露醇外渗可致组织水肿与皮肤坏死；过敏症有皮疹、荨麻疹、呼吸困难、过敏性休克，头晕、视力模糊，高渗引起口渴。

（6）禁忌证。

①已确诊为急性肾小管坏死的无尿患者，包括对试用甘露醇无反应者，因甘露醇积聚会引起血容量增多，加重心脏负担。②严重失水者。③颅内活动性出血者，因扩容加重出血（颅内手术时除外）。④急性肺水肿，或严重肺瘀血。

（7）注意事项。

①除作肠道准备用药，均应静脉内给药。②甘露醇遇冷易结晶，故使用前应仔细检查，如有结晶可置热水中，或用力振荡待结晶完全溶解后再使用，应使用有过滤器的输液器。③用于治疗水杨酸盐或巴比妥类药物中毒时，应合用碳酸氢钠以碱化尿液。④下列情况要慎用：明显心肺功能损害者，因本药所致的突然血容量增多可引起充血性心力衰竭；高钾血症或低钠血症者；低血容量者，应用后可因利尿而加重病情，或使原来低血容量情况被

暂时性扩容所掩盖；有严重肾功能衰竭而使排泄减少者，可使本药在体内积聚，引起血容量明显增加，加重心脏负荷，诱发或加重心力衰竭；对甘露醇不能耐受者。

（8）药物相互作用。

本品可增加洋地黄毒性作用，与低钾血症有关。可增加利尿药及碳酸酐酶抑制剂的利尿和降眼内压作用，与这些药物合用时应调整剂量。

2. 呋塞米（Furosemide）

（1）理化特性。

分子式 $C_{12}H_{11}ClN_2O_5S$，分子量 330.74；性状：白色或类白色结晶性粉末。制剂呋塞米片每片为20 mg，呋塞米注射液每支为20 mg。

（2）药理作用。

呋塞米抑制髓袢升支髓质和皮质部对 Cl^- 和 Na^+ 的再吸收，并与氯化物竞争细胞膜上的氯化物受体结合部位，而降低该体系的运转能力，从而影响髓质高渗状态的形成和维持，减弱尿的浓缩功能，促进 Cl^-、Na^+、K^+ 和大量水分的排出。

（3）药物动力学。

口服后 20～30 min开始利尿，持续 6～8 h；静脉注射 2～5 min出现利尿作用，0.5～1.5 h达最高效应，持续 4～6 h。静脉给药可治疗各类农药中毒引起的肺水肿和脑水肿；同时可加速农药在体内的排出。

（4）用法、用量。

①治疗有机磷、氨基甲酸酯、拟除虫菊酯等农药所致的急性肺水肿或脑水肿，给予呋塞米起始剂量可 1 次 20～40 mg，每日 1次，必要时 6～8 h后追加 20～40 mg，直至出现满意利尿效果；每日最大剂量可达600 mg，但一般应控制在100 mg以内，分 2～3次服用；部分患者可减少至一次 20～40 mg，隔日 1 次（或每日20～40 mg，每周连续服药 2～4 d）；若与甘露醇合用可增强降低

颅内压的效应。②用于农药中毒的利尿，给予20 mg/次，口服或静脉注射，同时令患者饮水或静脉滴注葡萄糖溶液或生理盐水，必要时可重复给药。③农药导致的急性肾功能不全，给予呋塞米250 mg加于生理盐水中静脉滴注1 h，如无效，1 h后可加大剂量至500 mg静脉滴注。

（5）不良反应。

常见不良反应与水、电解质紊乱有关，尤其是大剂量或长期使用时，如直立性低血压、休克、低钾血症、低氯血症、低氯性碱中毒、低钠血症、低钙血症以及与此有关的口渴、乏力、肌肉酸痛、心律失常等。少见有过敏反应（包括皮疹、间质性肾炎甚至心搏骤停）、视觉模糊、黄视症、光敏感、头晕、头痛、缺乏食欲、恶心、呕吐、腹痛、腹泻、胰腺炎、肌肉强直等，骨髓抑制导致粒细胞减少，血小板减少性紫癜和再生障碍性贫血，肝功能损害，指（趾）感觉异常，高糖血症，尿糖阳性，原有糖尿病加重，高尿酸血症。耳鸣、听力障碍多见于大剂量静脉快速注射时（每分钟剂量大于4～15 mg），多为暂时性，少数为不可逆性，尤其当与其他有耳毒性的药物同时使用时。在高钙血症时，可引起肾结石。尚有报道本药可加重特发性水肿。

（6）注意事项。

①为避免发生电解质紊乱，应适当补充钾盐或与钾利尿剂合用。②静脉注射应用生理盐水稀释，不宜用葡萄糖液稀释。③严重心力衰竭、糖尿病及泌尿系统障碍等患者慎用；孕妇、哺乳期妇女禁用。④大剂量使用时应避免与链霉素、卡那霉素、庆大霉素、新霉素等抗生素合用，以免增加耳毒性，使听力下降。⑤使用呋塞米，因过度利尿可引起低血容量、低血钾症、低血钠症、低血氯性碱中毒、高尿酸血症及高氮质血症等，应密切观察，早期发现及时纠正。

3. 山梨醇（Sorbide）

（1）理化特性。

分子式 $C_6H_{14}O_6$，相对分子质量 182.17；为白色结晶性粉末。制剂为山梨醇注射液，分为 25 g/瓶（100 ml）、62.5 g/瓶（250 ml）。

（2）药理作用。

山梨醇为甘露醇的异构体，作用与甘露醇相似，但较弱。本品25 g溶液静脉注射后，因形成血液高渗，可使周围组织及脑实质脱水，水肿液随药物从尿中排出，从而降低颅内压，用于各类农药所致的脑水肿。有机磷、氨基甲酸酯类、拟除虫菊酯及除草剂中毒时，用本品后可增加尿量，加速体内农药的排出。

（3）用法、用量。

治疗中毒性脑水肿：每次成人用 25％ 山梨醇溶液 250～500 ml，儿童用 1～2 g/kg，在 20～30 min内输入，为消除脑水肿，应 4～12 h重复一次，常与甘露醇交替使用，可防治农药所致肾功能衰竭，其方法参见甘露醇。

（4）注意事项。

①快速大剂量静脉滴注可引起恶心、呕吐及腹泻，并引起血尿酸升高。②口服过多引起胃肠胀气、腹泻。③对心功能不全或因脱水所致尿少患者慎用。④有活动性脑出血患者，除手术外，不宜使用。⑤注射剂中有结晶析出，可用热水加温，溶解后再注射。

（三）促进体内毒物排泄的药物

许多药物可通过影响人体的呕吐、腹泻等功能，促进毒物的排出。这些常用药物有以下多种。

1. 吐根糖浆

（1）药理作用。

吐根糖浆有较好的催吐作用，口服后30 min内约 95％的患者发生呕吐。

（2）用法、用量。

成人：30 ml加入200 ml水中口服，如无呕吐，30 min可重复一次。儿童：6个月以内的婴儿禁用；6～12个月，10 ml/次，不可重复；1～12岁，15 ml/次，可重复一次；12岁以上，30 ml/次，可重复一次。

（3）注意事项。

①使用剂量要准确；②不能用吐根酊或吐根浸剂做催吐之用，以免发生依米丁中毒，因吐根酊及吐根浸剂含依米丁分别比吐根糖浆大20倍及14倍；③吐根糖浆用于口服农药中毒神志清醒患者。

2. 硫酸铜（copper sulfate）

（1）理化特性。

别名蓝矾、石胆。性状为透明的深蓝色结晶或粉末，溶于水，其溶液呈弱酸性。

（2）药理作用。

硫酸铜有毒，口服对胃肠道有较强的刺激作用，并可反射性引起恶心、呕吐、腹泻等不良反应。临床上用于有机磷、氨基甲酸酯类、有机氮等农药中毒患者的催吐。

（3）用法、用量。

催吐：硫酸铜 0.3～0.5 g溶于 150～200 ml水中口服 15～30 min，若未发生呕吐，可重复一次。0.1%～0.5%硫酸铜溶液用于磷化锌口服中毒患者的洗胃。

（4）注意事项。

①使用剂量要准确，不可随意改变剂量。曾有文献报道数起随意使用硫酸铜催吐而发生中毒的事例。②磷化锌中毒时，硫酸铜则为有效的催吐解毒剂，硫酸铜与磷可结合形成不溶解的磷化铜。③禁止用于神志不清、昏迷、抽搐及溃疡病患者的催吐。

3. 硫酸锌（Zine Sulfate）

（1）理化特性。

性状：本品为无色透明的核柱状或细针状结晶或颗粒状结晶

性粉末；无臭、味涩，有风化性。本品在水中极易溶解，在甘油中易溶，在乙醇中不溶。制剂有片剂25 mg、50 mg、200 mg，糖浆剂100 ml。

（2）药理作用。

硫酸锌为无色透明的棱粒状或细针结晶或颗粒状的结晶性粉末，具有防腐、收敛作用。因其口服易引起恶心、呕吐、腹泻等消化道不良反应，故临床可用于有机磷、有机氯、氨基甲酸酯类农药口服患者的催吐。

（3）药物动力学。

锌主要在小肠吸收，胃与结肠吸收甚微，主要经粪便排出体外。

（4）用法、用量。

1‰硫酸锌溶液50～100 ml口服，15～30 min未引起呕吐者，可再服用一次。

（5）不良反应。

常见有恶心、呕吐、便秘等，一般都较轻，但锌过量可引起锌中毒。

（6）注意事项。

对神志不清、昏迷及溃疡病患者禁用。

4. 阿扑吗啡（Apomorphine）

（1）理化特性。

别名去水吗啡。分子式 $C_{17}H_{17}NO_2$，分子量 267.32。性状：为白色或灰白色有闪光的结晶或结晶性粉末，不稳定；能溶于水和乙醇，水溶液呈中性，无臭，置空气中遇光会变成绿色。制剂为盐酸阿扑吗啡注射液，50 mg/支。

（2）药理作用。

阿扑吗啡主要兴奋催吐化学敏感区而引起呕吐。口服作用弱而迟缓，注射后 5～10 min后引起恶心，继而发生呕吐。多用于吞服有机磷、氨基甲酸酯类、有机氯等农药中毒的患者。

（3）用法、用量。

成人 2～5 mg 皮下注射；小儿 0.07～0.1 mg/kg，不得重复。

（4）注意事项。

①剂量过大，可引起持续性呕吐，患者出现昏睡、晕厥、直立性低血压等；中枢抑制可致呼吸短促、呼吸困难及心动过缓等不良反应。②禁止用于昏迷、心衰、休克前期患者。③纳洛酮可对抗本品的催吐作用与中枢神经和呼吸抑制作用。

5. 硫酸镁（Magnesium Sulfate）

（1）理化特性。

别名干燥硫酸镁、苦盐、硫苦、泻利盐、泻盐。制剂为硫酸镁注射液，1.0～2.5 g/支。

（2）药理作用。

①内服不吸收，在肠内形成一定的渗透压，使肠内有大量水分，刺激肠道蠕动产生泻下作用；多用于以苯做溶剂和脂溶性农药中毒的导泻。②本品注射，可提高细胞外液镁离子浓度，可抑制神经系统，减少运动神经末梢乙酰胆碱的释放量，阻断神经肌肉接头，产生镇静、解痉、松弛骨骼肌的作用，也能降低颅内压。③镁离子可直接舒张周围血管平滑肌，引起交感神经节冲动传递障碍，从而使血管扩张、血压下降。

（3）用法、用量。

①口服农药多在洗胃后，由胃管灌入 50% 硫酸镁 50～60 ml。患者因农药已引起严重腹泻或中毒已超过 48 h，就不必再进行导泻。②抗惊厥、降压等，肌肉注射 1 g（10% 溶液 10 ml/次）；静脉滴注，每次 1.0～2.5 g，将 5% 的溶液用 5% 葡萄糖注射液稀释成 1% 浓度，缓慢静脉滴注。

（4）注意事项。

①农药中毒凡已出现中枢神经抑制的患者，禁用硫酸镁导泻，而宜用硫酸钠，以避免镁离子吸收，增强中枢抑制作用。禁止用于磷化锌中毒，因硫酸镁在胃内形成氧化镁而加重中毒。②肾功

能不全、心肌损害、心脏传导阻滞、呼吸系统疾病均应慎用。硫酸镁注射有一定的危险性，应由有经验的医生掌握使用，宜缓慢注射，因过快可引起血压降低及呼吸暂停。并应注意患者的呼吸、血压等。如有呼吸肌麻痹等中毒现象，可用10％葡萄糖酸钙10 ml静脉注射作解毒治疗。

6. 硫酸钠（sodium sulfate）

（1）理化特性。

硫酸钠为颗粒或粉状晶体，有苦咸味。在100 ℃失去结晶水，在空气中迅速风化，而变为无水物的白色粉末。溶于水，不溶于乙醇。

（2）药理作用。

硫酸钠口服后硫酸根不易吸收，形成高渗溶液刺激肠胃蠕动而用于农药中毒的导泻，其导泻作用较硫酸镁弱。特别适用于中枢神经抑制药物中毒时的导泻。

（3）用法、用量。

农药中毒每次口服5％硫酸钠溶液50～60 ml，同时大量饮水加快导泻，或在洗胃后由胃管灌入5％硫酸钠溶液50～60 ml。

（4）注意事项。

①心血管和肾病患者、孕妇忌用；②本品易风化，应密闭储存。

第三节　特异性解毒药

解毒药作为一种特殊的临床药物，及时、合理地使用可以加快毒物清除、减轻毒物造成的损害、减少并发症、促进急性中毒患者身体功能的恢复。使用解毒药时需了解药物的作用机制，掌握好药物的使用剂量、适应证，严防解毒药的不足或过量，密切注意其毒副作用并及时予以对症处理，这样既可发挥解毒药的特殊解毒作用，又可尽量减少解毒药对中毒患者带来的二次伤害。

一、有机磷酸酯类中毒解毒药

在有机磷酸酯类毒物中，无论是有机磷农药还是神经性毒剂，它们主要毒性作用是形成磷酰化胆碱酯酶而抑制体内胆碱酯酶活性，使其失去水解乙酸胆碱的能力，致乙酸胆碱聚集，出现毒蕈碱样（M样）和烟碱样（N样）症状。用于解毒的药物主要分为胆碱酯酶复活药和抗胆碱药两类。胆碱酯酶复活药在体内先与磷酰化胆碱酯酶结合后，再裂解而恢复胆碱酯酶的活性；抗胆碱药主要是直接解除毒蕈碱样的作用。

（一）用药原则

近来主张解毒剂应早期使用，越早越好，且应在洗胃之前使用，即使患者仍处于潜伏期，中毒症状尚未表现出来或很轻，也应根据肯定的中毒事实、中毒农药的毒性、毒物的大概剂量等首先给予一定剂量的解毒剂，然后洗胃。在洗胃过程中要密切观察病情，一旦出现中毒症状应及时补充解毒药物。解毒剂应包含复能剂和抗胆碱能药，且应使用方便，不耽误及时洗胃。

（二）胆碱酯酶复能剂

目前常用的复能剂有碘解磷定（PAM—I）、氯解磷定（PAM—Cl）、甲磺磷定（P_2S）、双复磷（DMO_4）和双解磷（TMB_4）等，这些药物都是肟类化合物，故又称肟类复能剂。国内推荐使用的复能剂为氯解磷定，剂量依中毒各异。WHO对肟类复能剂治疗急性有机磷农药中毒（AOPP）推荐方案为：首先氯解磷定，给予30 mg/kg的负荷剂量，然后以8 mg/（kg·h）的速度连续静脉滴注。就目前的治疗方案来说，国外倾向于使用持续静脉滴注方案。Singh等推荐每8 h静脉注射1 mg解磷定。有些学者认为重度中毒使用500 mg/h持续静脉滴注与间断剂量功效相同。

1. 氯解磷定（Pvraloximi Chloridum）

（1）理化特性。

别名为氯化派姆、氯磷啶；分子式 $C_7H_9ON_2Cl$；性状：为黄白色结晶性粉末、无臭。极易溶于水，微溶于乙醇，在氯仿或乙醚中几乎不溶。2.87%水溶液为等渗液。制剂有 0.25g（2 ml）、0.5g（ml）注射液。贮藏方法：避光、密闭保存。

（2）药理作用。

本品系肟类化合物，其季铵基团能趋向与有机磷杀虫剂结合的已失去活力的磷酰化胆碱酯酶的阳离子部位，它的亲核基团可直接与胆碱酯酶的磷酰化基团结合，而后共同脱离胆碱酯酶，使胆碱酯酶恢复原态，重新呈现活力。对被有机磷杀虫剂抑制超过 36 h已老化的胆碱酯酶的复活作用效果甚差。对慢性有机磷杀虫药中毒抑制的胆碱酯酶无复活作用。本品对有机磷杀虫剂引起的烟碱样症状作用明显，而对毒蕈碱样症状作用较弱，对中枢神经系统症状作用不明显。本品肟含量为 79.5%，而碘解磷定仅 51.9%，故本品1 g的药效相当于碘解磷定1.5 g。本品为水溶性（640 mg/ml，25 ℃），稳定性好，局部吸收完全，可供肌肉注射。报告 43 例有机磷杀虫剂中毒患者，血胆碱酯酶平均活力为正常值的 50%。肌肉注射本品0.5～1.0 g后，临床中毒症状大都在0.5～1 h内消失，血胆碱酯酶活力恢复到正常值的 70%以上。

（3）适用毒物。

本品用于中度、重度有机磷中毒的解救，但其对胆碱酯酶的恢复作用根据有机磷的品种不同而有所不同；对于内吸磷、对硫磷、甲拌磷、甲胺磷、特普等有良好疗效；对敌百虫、敌敌畏、甲氟磷、丙胺氟磷和八甲磷等的疗效较差；对乐果、马拉硫磷疗效可疑；对谷硫磷、二嗪农有不良作用。同时，本品还应与阿托品合用，消除乙酰胆碱在体内积蓄所产生的毒性。对轻度有机磷中毒，可单独应用本品或阿托品以控制症状；中度、重度中毒时则必须合并应用阿托品，因本品对体内已蓄积的乙酰胆碱几无作用。

（4）药物动力学。

氯解磷定静脉给药后，血液中很快达到有效浓度，大剂量时还能通过血脑屏障进入脑组织，由肾很快排出，无蓄积中毒现象。

（5）用法、用量。

①对轻度中毒者，肌肉注射 0.5～0.75 g，必要时 2～4 h重复一次。②对中度中毒者，肌肉注射或静脉注射 0.7～1 g，根据病情 2～4 h重复注射0.5 g，或首次注射后，0.5 g/h静脉滴注，至病情好转后酌情减量或停用。③对重度中毒者，首次 1.0～1.5 g静脉注射，30～60 min病情未见好转可再注射 0.75～1.0 g，以后间隔 1～2 h给0.5 g，或静脉滴注 0.25～0.5 g。注意重度中毒者必须合用阿托品。

（6）不良反应。

应用本品不良反应较少，偶见嗜睡、恶心、呕吐、眩晕、视物障碍、头痛等。用量过大、过快可致呼吸抑制，故解救时避免使用麻醉性镇痛药；大剂量可抑制胆碱酯酶，引起暂时性神经肌肉传递阻断。此外，因吩噻嗪类有抗胆碱酯酶活性，禁与本品合用。肾功能不良者慎用。

（7）注意事项。

①本品作用快，于肌肉注射后 1～2 min即开始见效，故治疗轻度有机磷中毒可单独应用，中度、重度中毒时应与阿托品合用，并要及时给药。②忌与碱性药物混合或同时注射。③严重中毒时应先静脉注射后，再静脉滴注给药。④使用总量不宜超过10 g（严重患者例外）。⑤对 1059、1605、敌百虫、敌敌畏等中毒 48～72 h后无效，可用阿托品解毒。⑥肾功能障碍病人慎用。⑦肌肉注射部位有轻微酸痛，偶可致轻度头昏、恶心、呕吐；静脉注射速度过快可引起轻度乏力、视力模糊、复视、心动过速等，过大剂量可致肌肉神经传导阻滞。⑧静脉注射需缓慢，大剂量使用时，

可能引起癫痫样发作、昏迷等；口服有机磷中毒应维持使用本品48～72 h；与碱性药物配伍禁忌；老年人或肾功能障碍者应减量。⑨本品如变色不可使用。

（8）药物相互作用。

本品系胆碱酯酶复活剂，可间接减少乙酰胆碱的积蓄，对骨骼肌神经肌肉接头处作用明显。而阿托品有直接拮抗积聚乙酰胆碱的作用，对自主神经的作用较强，两种药联合应用临床效果显著。本品有增强阿托品的生物效应，故在两种药同时应用时要减少阿托品剂量。阿托品首次剂量一般中毒为 2～4 mg，每10 min一次，严重中毒为 4～6 mg，每 5～10 min，肌肉或静脉注射，直到出现阿托品化。阿托品化要维持48 h，以后逐渐减少阿托品剂量或延长注射时间。本品在碱性溶液中易分解，禁与碱性药物配伍。

2. 解磷（复方氯解磷定注射液）（Compound Pralidoxime Chloride）

（1）理化特性。

解磷是一种处方类的特殊解毒药，其成分含有氯解磷定、贝那替秦、硫酸阿托品。为黄白色结晶性粉末，注射剂，用时以注射用水溶解。

（2）药理作用。

解磷是由抗胆碱药苯那辛和胆碱酯酶复活剂氯解磷定等组成的复方制剂，为一种新型的有机磷中毒解毒剂。苯那辛有较强的抗乙酰胆碱作用，且有安定作用，中枢抗胆碱作用强，作用时间长；本品能减少阿托品的用量，轻度、中度中毒可不用阿托品，从而减少了阿托品中毒的可能性，但重度中毒者仍需使用适量的阿托品。

（3）药物动力学。

解磷主要分布于肝、肾、脾和心，经肝脏代谢，排泄快，静脉注射时 $t_{1/2} < 1$ h，故须重复给药。不易透过血脑屏障，但应用大剂量时可透过血脑屏障，改善中枢症状。

（4）适用范围。

用于有机磷毒剂和有机磷农药中毒的解毒救治。

（5）用法、用量。

每安瓿2 ml内含阿托品3 mg、氯解磷定400 mg、贝那替秦3 mg；肌肉注射，轻度中毒1/2～2支，中度1～2支，重度2～3支，但不可局限于复方，应根据病情分别用阿托品和氯解磷定。

（6）不良反应。

常伴有口干、面红、皮肤干燥和心率加快等反应。如用量过大，可出现烦躁不安、谵妄、体温升高、尿潴留和昏迷等症状。

（7）禁忌证。

对本品过敏者禁用。

（8）注意事项。

①急性有机磷农药中毒病人应争取时间尽早给药。②首次注射量应选择适当。③遇有呼吸困难、发绀或呼吸停止时，应立即给氧或施人工呼吸。④本品不可用葡萄糖注射液稀释。

3. 碘解磷定（Pralidoxime lodid）

（1）理化特性。

别名：解磷定、碘磷定、磷敌、派姆、解磷毒、辟磷定、醛肟吡胺。其性状为黄色颗粒状结晶或结晶性粉末，无臭、味苦，遇光易变质；在水或热乙醇中溶解，在冷乙醇中微溶，在乙醚中不溶。本品熔点为220～227 ℃，熔融时同时分解。本品为1-甲基-2-吡啶甲醛肟碘化物。制剂为碘解磷定注射液，每支10 ml（含0.4 g）、每支20 ml（含0.5 g）；注射用碘解磷定粉针剂，0.4 g/支，可用5％或10％葡萄糖或氯化钠注射液溶解，不易溶解时可振摇或加温至40～50 ℃。

（2）药理作用。

当有机磷酸酯类杀虫剂进入机体后，与体内胆碱酯酶结合，形成磷酰化酶而使之失去水解乙酰胆碱的作用，因而体内发生乙酰胆碱的蓄积，出现一系列中毒症状。碘解磷定等解毒药在体内能与磷酰化胆碱酯酶中的磷酰基结合，而将其中胆碱酯酶游离，恢复其水解乙酰胆碱的活性，故又称胆碱酯酶复活剂。碘解磷定等尚能与血中有机磷酸酯类直接结合，成为无毒物质由尿排出。碘解磷定类仅对形成不久的磷酰化胆碱酯酶有作用。但如经过数小时，磷酰化胆碱酯酶已"老化"，酶活性即难以恢复，故应用此类药物治疗有机磷中毒时，早期用药效果较好，治疗慢性中毒则无效。对轻度有机磷中毒，可单独应用本品或阿托品以控制症状；中度、重度中毒时则必须合并应用阿托品，因其对体内已蓄积的乙酰胆碱几无作用。

（3）药物动力学。

碘解磷定静脉给药后，血中很快达到有效浓度，大剂量时还能通过血脑屏障进入脑组织，由肾很快排出，无蓄积中毒现象。

（4）药物配伍。

碘解磷定属于胆碱酯酶复能剂，可恢复磷酰化酶水解乙酰胆碱的能力，直接减少乙酰胆碱的积聚，且对 N2－受体（骨骼肌神经肌肉接头）有拮抗作用，可治疗肌颤、肌无力，而抗胆碱药（如阿托品）直接拮抗积聚的乙酰胆碱对 M－受体发挥作用。故二者联合应用有明显的协同作用，联合应用时要适当减少阿托品的用量。

（5）适用毒物。

碘解磷定治疗有机磷毒物中毒，单独应用疗效差，应与抗胆碱药联合应用。碘解磷定为最早应用的 AChE 复活药，其水溶性较低，水溶液不稳定，久置可释放出碘。本品对不同有机磷酸酯类中毒疗效存在差异，如对 1605、1059、特普、碘依可酯（乙硫磷）、马拉硫磷、内吸磷等的疗效较好；而对敌敌畏、敌百虫的效果较差，对乐果、二嗪农、甲氟磷、丙胺氟磷及八甲磷中毒则无效。

（6）用法、用量。

①轻度中毒者：成人每次 0.4 g，以葡萄糖注射液或生理盐水稀释后静脉滴注或缓慢静脉注射，必要时 2～4 h 重复一次。小儿

一次15 mg/kg。②中度中毒者：成人首次0.8～1.2 g，以后每2 h
0.4～0.8 g，共2～3次；或以静脉滴注给药维持，每小时给
0.4 g，共4～6次。小儿一次20～30 mg/kg。③重度中毒者：成
人首次用1～1.2 g，30 min后如无效，可再给0.8～1.2 g，以后
每小时给药0.4 g/次。小儿一次30 mg/kg，静脉滴注或缓慢静脉
注射。

（7）不良反应。

①注射速度过快可引起恶心、呕吐、心率增快，严重时有乏
力、头痛、眩晕、视力模糊、复视、动作不协调等症状。②有时
可引起咽痛和腮腺肥大等碘反应。③大剂量或注射速度过快时还
可引起血压波动、呼吸抑制等。④局部刺激性较强，注射时漏至
皮下可致剧痛及周围皮肤发麻。

（8）禁忌证。

对碘过敏者禁用。

（9）注意事项。

①给药后虽能迅速消除肌肉震颤、肌无力等外周性烟碱样症
状，但不能直接对抗乙酰胆碱的大部分效应，即不能消除中枢症
状、毒蕈碱样症状及其他烟碱样症状，故对中度、重度有机磷中
毒患者，必须与抗胆碱药合用。②肟类重活化剂都是季铵盐，脂
溶性差，不易透过血—脑脊液屏障进入中枢神经系统，对中枢的
中毒酶没有明显的重活化作用，故对中毒的中枢症状无明显效果。
③口服吸收很差且不规则，一般通过静脉注射给药。④根据病情
掌握剂量及间隔时间，用药过程中密切观察病情变化及测定血液
胆碱酯酶活性，以作为用药指标。⑤有机磷农药口服中毒时，由
于可在下消化道吸收，并且排泄较慢，因此口服中毒者应用本品
至少要维持48～72 h。停药指征以烟碱样症状（肌颤、肌无力）
消失为主，血液胆碱酯酶活性应维持在50%～60%。⑥对碘过敏
者禁用本品，改用氯解磷定。⑦本品在碱性溶液中容易水解，不
能与碱性药物配伍使用。⑧老年中毒患者应适当减少用量和减慢

静脉注射速度。⑨因生物半衰期短，给药途径以静脉注射为好，不宜静脉滴注，特别是首次给药忌用静脉滴注。

4. 双复磷（Obidoxime Chloride）

（1）药物特性。

双复磷为白色粉末，易溶于水。注射液0.25 g（2 ml）；可皮下、肌肉、静脉注射。

（2）药理作用。

双复磷系含氯双肟类化合物，为有机磷中毒的解毒药。作用较碘解磷定迅速而持久。同双解磷机制相同，可恢复胆碱酯酶活力，使大量蓄积于局部的乙酰胆碱水解，而解除中毒症状。能通过血—脑屏障，对中枢神经系统症状消除作用较强。双复磷的分子中含双倍有效基团，其作用比碘解磷定、氯解磷定强而持久。本品兼有阿托品样作用，对有机磷中毒引起的 M 样、N 样和中枢神经系统症状均有作用。

（3）适用毒物。

双复磷可用于 1059、1605、3911、敌百虫、甲拌磷等急性中毒的疗效较好；对乐果、敌敌畏急性中毒疗效也较好。

（4）用法、用量。

①轻度中毒者，肌肉注射0.125 g/次，必要时4 h后重复一次。②中度中毒者，肌肉注射或缓慢静脉注射 0.25～0.5 g/次，4 h后再注射0.125 g。③重度中毒者，静脉注射 0.5～0.75 g/次，4 h后再注射0.25 g，必要时静脉滴注维持。

（5）不良反应。

①注入过快可引起全身发热、口干、颜面潮红，个别病例有头胀、心律失常、舌根或口周麻木及癔症发作等不良反应，有时可引起咽痛、腮腺肥大、灼热、恶心、呕吐、心率增快等。②剂量过大可引起神经肌肉传导阻滞，抑制胆碱酯酶；还可发生窒息性期前收缩，传导阻滞，个别患者有肝脏损害。因其副作用较大，临床已较少使用。

（6）注意事项。

本品体内维持时间短，故应反复给药。本品用于治疗中度、重度有机磷中毒时，必须与阿托品合用，疗效才佳。本品在碱性溶液中易分解为氰化物，故不能与碱性药物共用。对碘过敏者忌用本品。

（三）抗胆碱药物

用于治疗有机磷中毒的抗胆碱药主要有两类：①外周作用较强的抗胆碱药，如阿托品、山莨菪碱等。②中枢性抗胆碱能药，如东莨菪碱、贝那替秦、卞托品和丙环定等。以上药物不仅具有对抗有机磷中毒引起毒蕈碱样症状，而且能减轻或消除有机磷中毒引起的躁动不安、惊厥和呼吸抑制；但常用剂量不能对抗烟碱样症状，对于严重中毒患者必须同时使用重活化剂或其他药物。抗胆碱药用量过大或不足均可造成患者死亡，其用量需根据病情灵活掌握，很难统一规定。因此，应通过密切观察病情及时调整治疗用量。

1. 阿托品

（1）药物来源。

从植物颠茄、洋金花或莨菪等提出的生物碱，也可人工合成。天然存在于植物中的左旋莨菪碱很不稳定，在提取过程中经化学处理得到稳定的消旋莨菪碱，即阿托品。

（2）理化特性。

分子式 $C_{17}H_{23}NO_3$，分子量：289.37。性状：为无色结晶或白色晶性粉末，无臭、味苦；熔点 $190\sim194$ ℃，熔融时同时分解，极易溶于水、乙醇，不溶于乙醚或氯仿。水溶液呈中性反应，能在100 ℃消毒30 min，遇碱性药物（如硼砂等）可引起分解。毒性：大鼠一次经口 $LD_{50}=750$ mg/kg。

（3）药物动力学与药理。

硫酸阿托品口服吸收迅速，1 h达峰值，肌肉注射 $15\sim20$ min

137

达峰值。能透过血－脑屏障，0.5～1 h内在中枢神经系统内可达显著浓度，其半衰期为2 h。本品为抗胆碱药，抑制节后胆碱能神经支配的平滑肌与腺体活动，并根据本品剂量大小，有刺激或抑制中枢神经系统作用。解毒系在毒蕈碱受体部位拮抗胆碱酯酶抑制剂的作用。

（4）适用范围。

用于有机磷农药、氨基甲酸酯杀虫剂、军用神经性毒剂、毛果芸香碱、新斯的明等中毒。主要拮抗 M－胆碱受体，解除毒蕈碱样中毒症状。

（5）用法、用量。

用药原则：阿托品用于抢救急性中毒的用药方法，应早期、足量、反复给药及快速阿托品化。用药过程可分为三个阶段：①快速阿托品化阶段，此阶段愈早愈好，最迟不宜超过12 h。②维持阶段：达到阿托品化后，依中毒程度维持阿托品化状态 12～72 h；但应注意减量或延长用药时间，但两者不宜同时进行。③恢复阶段，逐渐减量至停药，时间 2～7 d。

使用剂量确定：除依据中毒程度外，还须考虑毒物的种类、中毒途径、服毒量、就诊早晚、个体差异、是否联合用药等因素。一般中毒严重者对阿托品耐受量大；经消化道中毒者，要比皮肤中毒者耐受量大；单用阿托品时，用量宜大；与胆碱酯酶复活剂合用时，用量宜小。

用药方法：治疗有机磷中毒宜及时足量用药。①轻度中毒者：1～3 mg静脉注射，每 15～30 min 1 次；阿托品化后逐渐改为0.5～1 ml肌肉注射，每 2～6 h 1 次，疗程 3～5 d。②中度中毒者：5～10 mg静脉注射，每 15～30 min 1 次，阿托品化后逐渐改为1～4 mg静脉注射或肌肉注射，每 1～6 h 1 次，疗程 5～7 d。③重度中毒者：10～20 mg静脉注射，每 5～10 min 1 次，阿托品化后逐渐减量，延长间隔时间，疗程 7～10 d。用药致阿托品化，即瞳孔较前扩大、口干、皮肤干燥、颜面潮红，肺湿啰音消失及心率加快。④治疗氨基甲酸酯类农药中毒：轻度每次 1～2 mg静脉注射，30 min重复一次，或 0.5～1.0 mg口服，每天 3 次。中、重度中毒所用剂量参考有机磷农药中度中毒所用的剂量。

（6）不良反应。

阿托品的副作用有视力模糊、吞咽困难、尿潴留、心动过速，严重者有抽搐、呼吸瘫痪。使用较大剂量阿托品后，出现谵妄、躁动、幻觉、高热皮肤潮红、心动过速、尿潴留等现象时，属阿托品中毒表现，应减量或停用阿托品，并可用毛果芸香碱解毒。

（7）注意事项。

①交叉过敏，对其他颠茄生物碱不耐受者，对本品也不耐受。②婴幼儿、老年人对本品毒性敏感，应密切注意。③高热和心动过速者，应降温和控制心率后再用。④青光眼、前列腺增生、冠状动脉功能不全、幽门梗阻者禁用或慎用；脑损害，尤其是儿童、心脑疾病、反流性食管炎、溃疡性结肠炎等患者禁用。

2. 盐酸戊乙奎醚（Penehyclidine Hydrochloride Injection）

（1）理化特性。

别名：长效托宁、长托宁。分子式 $C_{20}H_{29}NO_2 \cdot HCl$，分子量 351.92，为无色澄明液体。

（2）药理作用。

盐酸戊乙奎醚系新型选择性抗胆碱药，能与 M、N 胆碱受体结合，抑制节后胆碱能神经支配的平滑肌与腺体生理功能，对抗乙酰胆碱和其他拟胆碱药物的毒蕈碱样及烟碱样作用，能透过血—脑屏障，故同时具有较强、较全面的中枢和外周抗胆碱作用。本品对 M 受体具有明显选择性，即主要选择作用于 M1、M3 受体，而对 M2 受体的作用较弱或不明显，不阻断突触前膜 M2 受体调控神经末梢释放 Ach 的功能，稳定心率。同时，本品对 N1、N2 受体也有一定作用。本品能较好地对抗乙酰胆碱的作用，解除因体内大量释放乙酰胆碱，引起迷走神经高度兴奋所致的平滑肌痉挛；解除肺、脑微血管的持续痉挛引起的急性微循环功能障碍。

同时，能较好地拮抗有机磷毒物中毒引起的中枢中毒症状，如惊厥、中枢呼吸循环衰竭和烦躁不安等；在外周也能较强地拮抗有机磷毒物中毒引起的毒蕈碱样中毒症状，如支气管平滑肌痉挛和分泌物增多、出汗、流涎、缩瞳和胃肠道平滑肌痉挛和收缩等。它还能增加呼吸频率和呼吸流量。

（3）药物动力学。

健康成人肌肉注射1 mg盐酸戊乙奎醚后，2 min后即可在血中检测出盐酸戊乙奎醚，约0.56 h后血药浓度达峰值，峰浓度约为13.20 μg/L，消除半衰期约为10.35 h。动物实验表明，本品分布到全身各组织，以颌下腺、肺、脾、肠较多。本品主要由尿和粪便排泄，24 h总排泄为给药量的94.17%。

（4）适用毒物。

盐酸戊乙奎醚为选择性抗胆碱药，用于麻醉前给药以抑制唾液腺和气道腺体分泌；用于有机磷毒物中毒急救治疗和中毒后期或胆碱酯酶（ChE）老化后维持阿托品化。

（5）用法、用量。

用法：肌肉注射。

用量：①麻醉前用药，术前30 min，成人用量 0.5～1 mg。②救治有机磷毒物中毒，根据中毒程度选用首次用量，轻度中毒 1～2 mg（支），必要时伍用氯解磷定 500～750 mg。中度中毒 2～4 mg（支），同时伍用氯解磷定 750～1 500 mg。重度中毒 4～6 mg（支），同时伍用氯解磷定 1 500～2 500 mg。首次用药45 min后，如仅有恶心、呕吐、出汗、流涎等毒蕈碱样症状时，只应用盐酸戊乙奎醚 1～2 mg（支）；仅有肌颤、肌无力等烟碱样症状或 ChE（胆碱酯酶）活力低于 50% 时只应用氯解磷定 1 000 mg，无氯解磷定时可用解磷定代替。如上述症状均有时，重复应用盐酸戊乙奎醚和氯解磷定的首次半量 1～2 次。中毒后期或 ChE 老化后可用盐酸戊乙奎醚 1～2 mg（支）维持阿托品化，每次间隔 8～12 h。

（6）不良反应。

盐酸戊乙奎醚的治疗剂量时常常伴有口干、面红和皮肤干燥等。如用量过大，可出现头晕、口干、视力模糊、尿潴留、谵妄、体温升高、幻觉、定向障碍和昏迷等。一般不须特殊处理，停药后可自行缓解；必要时，对症治疗或给予镇静药物。

（7）禁忌证。

青光眼患者禁用。

（8）注意事项。

①本品对心脏（M2 受体）无明显作用，故对心率无明显影响。②当用本品治疗有机磷中毒时，不能以心跳加快来判断是否阿托品化，而应以口干和出汗消失或皮肤干燥等症状判断是否阿托品化。③因应用本品可抑制呼吸道、腺体分泌，故对于严重的呼吸道感染伴痰少、黏稠者要慎用。④心跳不低于正常值时，一般不需配伍阿托品。⑤本品消除半衰期较长，每次用药间隔时间不宜过短，剂量不宜过大。⑥孕妇与哺乳期妇女、儿童用药尚不明确。⑦对前列腺肥大的老年患者可加重排尿困难，用药时应严密观察。⑧当本品与其他抗胆碱药（阿托品、东莨菪碱和山莨菪碱等）配伍时有协同作用，应酌情减量。

3. Hi－6

（1）理化特性。

Hi－6 是吡啶类化合物，呈白色或黄色结晶或粉末。注射用制剂为500 mg/支。

（2）药理作用。

Hi－6 通过以下两方面的作用可产生强大的抗有机磷效果：①外周抗胆碱作用，Hi－6 具有外周抗 M 样、N 样作用，以及中枢胆碱受体拮抗作用。②血管升压素及呼吸中枢刺激作用，有利于改善有机磷中毒引起的心血管功能、呼吸功能抑制。

（3）药物动力学。

Hi－6 肌肉注射250 mg或500 mg后，5 min就能达到有效血药浓度，一次注射可维持有效血药浓度 2~3 h。主要以原型由肾排出。正常情况下不易透过血—脑屏障。但有机磷中毒后，该药能进入血—脑屏障为胆碱酯酶复活剂，其对磷酰化胆碱酯酶的复活作用比传统的肟类化合物强。但对塔崩抑制的胆碱酯酶复活作用较弱，与阿托品合用能对抗 1.5~5.4 倍 LD_{50} 剂量的索曼、沙林引起的大鼠中毒。

（4）适用范围。

临床上用于抢救有机磷中毒。文献报道 Hi-6 治疗呋喃丹中毒比单用阿托品疗效好。

（5）用法、用量。

Hi-6 治疗有机磷农药中毒，轻度中毒 1/2~1 支，中度中毒 2~3 支，重度中毒 3~5 支，肌肉注射；同时应配伍阿托品以对抗 M 样、N 样症状，配伍西地泮以对抗惊厥症状。

（6）注意事项。

①Hi-6 目前尚无引起呼吸麻痹的文献报道，但因其他吡啶类化合物可致呼吸麻痹，故应用时应注意。②Hi-6 水溶剂不稳定，配制后应立即使用。③有严重肾功能减退患者，反复使用 Hi-6 应注意肟甲基异构体转变为氰基的作用。

4. 山莨菪碱（Raceanisodamine Hydrochloride Injection，654-2）

（1）理化特性。

通用名为盐酸消旋山莨菪碱注射液；分子式 $C_{17}H_{23}NO_4 \cdot HCl$，分子量 341.84；性状为无色的澄明液体，其氢溴酸盐为白色针状结晶，易溶于水。制剂为每支 1 ml，含量有 5 mg、10 mg、20 mg 三种；片剂有 5 mg/片，10 mg/片。

（2）药理作用。

山莨菪碱为 M 受体阻断剂，能解除平滑肌痉挛和抑制心血管作用，与阿托品相比，中枢作用较弱，扩瞳及抑制腺体分泌的作用仅为阿托品的 1/20~1/10。其优点是毒性低、选择性高而不良反应少。本品口服吸收差；静脉注射后 1~2 min 起效，并迅速由肾排出，半衰期为40 min。在体内不蓄积。

（3）用法、用量。

用于有机磷中毒，静脉注射，成人 10～40 mg/次，小儿 0.3～2 mg/次，必要时每隔 10～30 min重复给药，也可增加剂量。病情好转后逐渐延长给药间隔，直至停药。

（4）注意事项。

解救有机磷中毒者，若本品使用剂量过大，出现阿托品样中毒症状时，不能用抗胆碱酯酶药，如新斯的明、毒扁豆碱及毛果芸香碱等。

（四）新解毒药研究

在过去的 30 年里，通过动物实验已发现一些对各种毒物中毒具有一定作用的化合物，但还没有应用于临床实验。如有机磷酸酯酶水解酶能水解有机磷酸酯，加速乙酰胆碱酯酶活化；可逆性抗胆碱酯酶，如溴吡斯的明，能减少乙酰胆碱酯酶再抑制；谷氨酸拮抗剂、腺苷及 α_2 －肾上腺能受体的激动剂，能限制对中枢神经系统的损害；磷酸三酯酶（PTEs）和羧酸酯酶（CbEs）能水解有机磷化合物（OPS）。Miguel 等认为兔血清对氧磷酶（PON_1）将来可用于临床治疗有机磷农药中毒。Haywood 等认为可乐定因具有阻滞乙酰胆碱释放，阻滞突触后毒蕈碱受体和短暂抑制乙酰胆碱酯酶的作用，可用于治疗有机磷农药中毒。

二、金属类毒物中毒解毒药

（一）应用研究

巯基络合剂和氨羧络合剂是目前应用最多的两类金属类毒物中毒解毒剂。最早应用的巯基络合剂是二巯丙醇，主要用于治疗砷、汞、金中毒。但因其毒副作用较大，逐渐被新的巯基络合剂取代。其后，二巯基丁二酸（DMSA）和二巯基丙磺酸（DMPS）研制成功，为治疗汞、砷等中毒增加了便利，特别是 DMSA 是口服剂型，便于使用，近年得到了较快的普及。依地酸（EDTA）为最早应用于治疗铅中毒的氨羧络合剂，依地酸二钠钙（CaNa₂EDTA）是现今治疗铅中毒的主要药物，为增加促排效果，在 EDTA 结构中增加—CH₂COOH 基团，合成了排铅效果比 EDTA 强的二乙烯三胺五乙酸（DTPA），并应用于临床。青霉胺可与体内的铜形成无毒复合物，还可以诱导肝细胞合成金属硫蛋白，促进排铜。对重金属生育毒性的研究表明，二巯丁二钠、二巯基丙磺酸钠可减轻砷的致畸作用，而二巯丙醇则只能减轻砷对胚胎及胎儿的毒性。继传统的络合剂解毒药之后，与金属牢固结合、毒副作用低的新解毒药逐渐出现。MeOBGDTC、BGDTC、MGDTC 等二硫代羧酸类巯基化合物在动物实验中证明对镉中毒有效。治疗金属中毒逐渐倾向于应用组合疗法，即应用不同结构的络合剂或采用络合剂与助剂结合的疗法治疗重金属中毒。

（二）常用药物

1. 二巯丙醇（Dimercaprol）

（1）理化特性。

别名为双硫代甘油、二巯基甘油、巴尔；性状为无色或微黄色澄明油状液，有蒜臭味。制剂有注射液1 ml/支（含100 mg）、2 ml/支（含200 mg）、3 ml/支（含300 mg）。

（2）药理作用。

本品带有两个巯基（—SH）。一个分子的本品结合一个金属原子形成不溶性复合物，两个分子的本品与一个金属原子结合形成较稳定的水溶性复合物。复合物在体内可重新离解为金属和本品，本品被氧化后失去作用。要在血浆中保持本品与金属 2:1 的优势和避免本品过高浓度的毒性反应，需要反复给药，一直用到金属排尽和毒性作用消失为止。本品的巯基与金属结合的能力比细胞酶的巯基为强，可预防金属与细胞酶的巯基结合和使已与金属络合的细胞酶复活而解毒，所以在金属中毒后应用越早越好。

最好在接触金属后 1～2 h 内给药，4 h 内有效，超过 6 h 再给本品，作用减弱。因此本品对急性金属中毒有效，而对慢性中毒虽能增加尿中金属排泄量，但已被金属抑制带有巯基细胞酶的活力已不能恢复，临床症状常无明显好转。对其他金属的促排效果，排铅不及依地酸二钠钙，排铜不及青霉胺，对锑和铋无效。本品与镉、铁、硒、银、铀结合形成复合物，但其毒性反应比原金属更大，故应避免应用。甲基汞慢性中毒和其他有机汞化合物中毒时应用本品，可使汞进入脑组织，故应禁用。

（3）药物动力学。

口服本品不吸收，肌肉注射后 30～60 min 血药浓度达高峰，维持 2 h。4 h 后几乎完全代谢降解和排泄。动物注射本品后尿内中性硫含量排泄迅速增多，其中约 50% 是由于注射本品的结果。尿中葡萄醛酸含量增多，提示本品部分以葡萄醛酸苷形式由尿排出。

（4）适用范围。

本品主要用于治疗砷、汞和金中毒，与依地酸二钠钙合用治疗儿童急性铅脑病。

（5）用法、用量。

肌肉注射，成人常用量：按体重 2～3 mg/kg，第一、第二天，每 4 h 一次，第三天改为每 6 h 一次，第四天后减少到每 12 h 一次。疗程一般为 10 d。

（6）不良反应。

常见不良反应有恶心、呕吐、头痛、唇和口腔灼热感、咽和胸部紧迫感、流泪、流涕、流涎、多汗、腹痛、肢端麻木和异常感觉、肌肉和关节酸痛。剂量超过 5 mg/kg 时出现心动过速、高血压、抽搐和昏迷，暂时性血清丙氨酸氨基转移酶［ALT（SGPT）］和门冬氨酸氨基转移酶［AST（SGOT）］增高；持续应用会损伤毛细血管，引起血浆渗出，导致低蛋白血症、代谢性酸中毒、血浆乳酸增高和肾脏损害。儿童不良反应与成人相同，但可有发热和暂时性中性粒细胞减少。一般不良反应常在给药后 10 min 出现，30～60 min后消失。

药物过量可损害毛细血管，严重时发生血压下降。

（7）禁忌证。

①严重肝功障碍者禁用，但砷中毒引起的黄疸除外。②禁用于铁、硒、镉、银、铀中毒，因本品与这些物质形成的化合物毒性更大。

（8）注意事项。

①对花生或花生制品过敏者不可应用本品。②老年人的心脏和肾脏代谢功能减退，故应慎用。③有心脏病、高血压、肾脏病、肝病和营养不良的中毒者应慎用。有严重高血压、心力衰竭和肾功能衰竭的患者应禁用。④应用本品前后应测量血压和心率，治疗过程中要检查尿常规和肾功能。大剂量长期应用时还要检查血浆蛋白。⑤本品与金属结合的复合物，在酸性条件下容易离解，故应碱化尿液，保护肾脏。⑥二次给药间隔时间不得少于4 h。⑦本品为油剂，肌肉注射局部可引起疼痛，并可引起无菌坏死，肌肉注射部位要交替进行，并注意局部清洁。

2. 二巯丁二钠（Sodium Dimercaptosucinate，DMS）

（1）理化特性。

别名：二巯琥珀酸钠、二巯琥钠。制剂注射剂：0.5 g、1 g。

（2）药理作用。

同二巯丙醇，但对锑的排泄率较高。对酒石酸锑钾的解毒效力较之强10倍（但因能提高锑的排泄率，使血吸虫患者血液内的含锑量降低，以致使锑剂的疗效亦降低）且毒性较小。从血液中消失快，4 h排出80%。

（3）适用范围。

用于酒石酸锑钾的解毒，对铅、汞、砷中毒亦有效，对肝豆状核变性有去痛及减轻症状作用。

（4）用法、用量。

肌肉注射：成人每次0.5 g，每日 2 次。小儿每次15 mg/kg，每日 2 次。

静脉注射：①成人剂量。急性中毒，首剂2 g，以后每小时 1 次，剂量减半，共4～5 次；亚急性中毒，每次1 g，每日 2～3 次，连用 3～5 d；慢性中毒，每次1 g，每日 1 次，用3 d，停4 d为 1 个疗程。②小儿剂量。急性中毒，首剂 30～40 mg/kg，用法同成人；亚急性中毒，每次 15～20 mg/kg，用法同成人；慢性中毒，每次 15～20 mg/kg，用法同成人。

（5）不良反应。

应用本品可出现蛋白尿和管型尿、恶心、乏力、四肢酸痛、口臭、头晕、心悸等，多在数小时内消失。个别病例可有肝功能异常，但停药后可恢复。

（6）禁忌证。

对本品过敏者及严重肾功能不全者慎用。

（7）注意事项。

①肌肉注射时可加普鲁卡因减轻疼痛。②本品水溶液不稳定，应新鲜配制。溶液为无色或微红色，如呈土黄色或混浊，则不可使用，不可加热。③静脉注射时配成 5%～10%溶液，于 10～15 min内缓慢注入。④慢性中毒时可用 2～3 个疗程。⑤本品与铁结合可增加毒性。

3. 二巯基丙磺酸钠（Sodium Dimercaptosulphonate）

（1）理化特性。

别名二巯基丙醇磺酸钠、解砷灵；性状为白色结晶粉末，有吸湿性；水溶液微有硫化氢臭味；易溶于水，不溶于乙醇、乙醚或氯仿。注射液有 5%水溶液每支5 ml和2 ml两种，各含本品250 mg和120 mg。

（2）药理作用。

二巯基丙磺酸钠与二巯丙醇的临床药理作用相似，同属具有两个活性巯基的化合物，能与一些金属形成较稳定的络合物。二巯基丙磺酸钠对某些重金属的亲和力比蛋白质巯基更大，能竞争性与金属离子结合，所形成的络合物稳定、毒性低，经尿和胆汁排出而解毒。

（3）药物动力学。

二巯基丙磺酸钠的作用机制与二巯丙醇大致相同，但作用强，全身应用效果比二巯丙醇好。对砷、汞中毒疗效显著，对汞中毒的治疗效果强于二巯丁二钠。对铋、铬等重金属中毒也有解毒作用，但不适用于铅中毒。其毒性较低，仅为二巯丙醇的1/8。本品性质稳定，可作肌肉注射或静脉注射，肌肉注射后30 min血浆浓度达高峰。24 h在体内完全消失，重复注射无蓄积作用。因本品不易透过皮肤和黏膜，局部应用效果不如二巯丙醇油膏。

（4）适用范围。

二巯基丙磺酸钠作用同二巯丙醇，效果迅速、作用强、副作用较少，对急性或亚急性汞中毒疗效较二巯丙醇为好，毒性则较低。可用于急性和慢性砷、汞、铬、铋和铜、锑、路易氏剂等其他重金属化合物中毒，但不适用于铅中毒。

（5）用法、用量。

二巯基丙磺酸钠可皮下、肌肉注射或静脉注射，用量按病情而定。①治疗急性中毒，静脉注射每次5 mg/kg体重，每4～5 h一次。第二日起每日2～3次，以后每日1～2次。7 d为1个疗程。②治疗慢性中毒，每次2.5～5 mg/kg体重，每日1次，用药3 d停4 d为1个疗程，一般可用3～5疗程。

（6）不良反应。

静脉注射二巯基丙磺酸钠速度较快时可有恶心、心动过速、头晕等，不久可消失。个别有过敏反应如皮疹、寒战、发热，甚至有过敏性休克、剥脱性皮炎。

（7）注意事项。

①本品注射液为无色透明液体，混浊、变色时不能使用。②静脉注射速度要慢，5 min以上注射完毕。

4. 青霉胺（Penicillamine Tablets）

（1）理化特性。

别名：D-盐酸青霉胺、二甲基半胱氨酸、D-青霉胺、二甲半胱氨酸；分子式 $C_5H_{11}NO_2S$，分子量149.211 3。性状为糖衣片，除去包衣后为白色结晶性粉末，能吸湿，性质稳定，易溶于水。其制剂为0.125 g/片，包装规格为0.125 g×100 片。

（2）药理作用。

①络合作用。本品能络合铜、铁、汞、铅、砷等重金属，形成稳定和可溶性复合物由尿排出。其驱铅作用不及依地酸钙二钠，驱汞作用不及二巯丙醇；但本品可口服，不良反应稍小，可供轻度重金属中毒或其他络合剂有禁忌时选用。②对 Wilson 病，这是一种常见染色体隐性遗传疾病，主要有大量铜沉积于肝和脑组织，引起豆状核变性和肝硬化，本品能与沉积在组织的铜结合形成可溶性复合物由尿排出。③对胱氨酸尿及其结石，本品能与胱氨酸反应形成半胱氨酸－青霉胺二硫化物的混合物，从而降低尿中胱氨酸浓度；该混合物的溶解度要比胱氨酸大50倍，因此能预防胱氨酸结石的形成；长期服用6～12个月，可能使已形成的胱氨酸结石逐渐溶解。④抗类风湿关节炎，其作用机制尚未明了；但用药后发现有改善淋巴细胞功能，明显降低血清和关节囊液中的IgM类风湿因子和免疫复合物的水平，对血清免疫球蛋白绝对值无明显降低。⑤本品在体外有抑制 T 细胞的活力，而对 B 细胞无影响。⑥本品还能抑制新合成原胶原交叉连接，故也用于治疗皮肤和软组织胶原病。

（3）适用范围。

本品用于重金属离子中毒，也用于类风湿性关节炎及慢性活动性肝炎等免疫性疾病；肝豆状核变性（Wilson病），胱氨酸尿及其结石。

（4）用法、用量。

①治疗肝豆状核变性病，每千克体重每日20 mg，分 3 次服用。②用于慢性铅、汞中毒，每日1 g（8 片），分3～4 次服用，5～7 d为 1 个疗程，停药2 d后开始下一个疗程，一般用 1～3 个疗程。③治疗免疫性疾病为每日1.5 g（12 片），分3～4 次服用。儿童用量酌减，或遵医嘱。

（5）不良反应。

①常见的有厌食、恶心、呕吐、溃疡病活动、口腔炎和溃疡。20％服药者有味觉异常。②过敏反应有皮肤瘙痒、荨麻疹、发热、关节疼痛和淋巴结肿大。其他皮肤反应包括狼疮样红斑和天疱样皮损。③本品抑制原胶原交叉连接，使皮肤变脆和出血，并影响创口愈合。④少数服药者发生白细胞减少，其他造血系统损害有粒细胞缺乏症、再生障碍性贫血、嗜酸粒细胞增多、溶血性贫血和血小板减少性紫癜。⑤6％～20％服药者出现蛋白尿，有时有血尿和免疫复合物膜型肾小球肾炎所致的肾病综合征。⑥个别服药者出现秃发、胆汁潴留、Goodpasture 综合征、重症肌无力和耳鸣，实验室检查有 IgA 降低。

上述不良反应大多在停药后自动缓解和消失。过敏反应可用肾上腺皮质激素和抗组胺药物治疗有效。味觉异常，除 Wilson 病患者外，可用 4％硫酸铜溶液 5～10 滴，加入果汁中口服，每日 2 次，有助于味觉恢复。

（6）禁忌证。

肾功能不全、对青霉素类药过敏的患者及孕妇禁用；粒细胞缺乏症，再生障碍性贫血者慎用。本品可影响胚胎发育，动物实验发现有骨骼畸形和腭裂等；患有类风湿关节炎和胱氨酸尿的孕妇，在妊娠期服用本品曾报道其出生婴儿有发育缺陷，因此孕妇应忌服；若必须服用，则每日剂量不超过1 g。预计孕妇需做剖腹宫者，应在妊娠末 6 周起，到产后伤口愈合前剂量每日限在

250 mg。65 岁以上老人服用容易有造血系统毒性反应。

（7）注意事项。

①对青霉素过敏者，对本品可能有过敏反应。②白细胞计数和分类、血红蛋白、血小板和尿常规等检查应在服药初 6 个月内每 2 周检查 1 次，以后每月 1 次。③肝功能检查应每 6 个月 1 次，以便早期发现中毒性肝病和胆汁潴留。④Wilson 病患者初次应用本品时，应在服药当天留24 h尿测尿酮，以后每 3 个月如法测定 1 次。⑤本品应每日连续服用，即使暂时停药数日，再次用药时亦可能发生过敏反应，因此又要从小剂量开始。长期服用本品应加用维生素 B_6，每日25 mg，以补偿身体需要量。

（8）与药物相互作用。

本品可加重抗疟药、金制剂、免疫抑制剂、保泰松对造血系统和肾脏的不良反应。口服铁剂患者，本品宜在服铁剂前2 h口服，以免减弱本品疗效。

5. 依地酸二钠钙（Calcium Disodium Edetate）

（1）理化特性。

别名乙二胺四乙酸二钠钙、解铅乐。性状为白色结晶性或颗粒性粉末，无味、无臭，置空气中易潮解。易溶于水，不溶于乙醇、乙醚。制剂为针剂，规格为1 g/5 ml。

（2）药理作用。

依地酸二钠钙能与多种二价、三价金属离子螯合，形成稳定的可溶性金属络合物，经肾脏随尿排出。用药后，细胞外液内的铅排出迅速，细胞内铅排出缓慢。本品与钠、钾离子的结合力最弱，与钙、镁、钡等离子的结合较牢固，与铅、钴、铬、镉、铜、镍等离子的结合更为有力，故本品中的钙离子可被铅、钴、镉等金属所代替。结合后，金属离子失去作用，逐渐由尿中排出。在铅、钴、铬等中毒时，依地酸可与体内存量多的钙形成稳定的螯合物，引起血钙降低，因而作为促排药物用依地酸二钠钙。在体内稳定常数比钙高的离子可以置换钙，形成稳定性较高的金属螯合物。

（3）药物动力学。

依地酸进入体内以后，迅速与水结合，90％分布于全身细胞外液中。在血液中全部分布在血浆中，不能进入红细胞内，故只能络合细胞外液的铅。但由于浓度的梯度改变，细胞内的铅可排到细胞外液，与螯合剂结合后排出。依地酸在体内不代谢，只有0.1％氧化为二氧化碳呼出。依地酸二钠钙静脉注射后，迅速由尿排出，$t_{1/2}$为1 h，1 h内排出50％，4 h内排出70％，24 h内排出95％。其排泄是通过肾小球滤过，并可由肾小管排泄，但可受酸碱代谢的影响。肌肉注射后2.5 h排出50％。用药后1 h脑脊液中的浓度约为血浆中浓度的1/20。口服吸收不良，约有90％均由粪便中排出，故口服给药无效。

（4）适用范围。

在临床上主要用于治疗无机铅中毒，对铜、锌、铁、锰、镉、钒、钴及某些放射性元素如钍、铀、镭、钇等亦有一定的促排作用。

（5）用法、用量。

①成人常用量，每日1 g加入5％葡萄糖注射液250～500 ml，静脉滴注4～8 h。连续用药3 d，停药4 d为1个疗程。肌肉注射，用0.5 g加1％盐酸普鲁卡因注射液2 ml，稀释后做深部肌肉注射，每日1次，疗程参考静脉滴注。②小儿常用量，每日按体重25 mg/kg，静脉用药方法参考成人。③铅移动试验，成人每次1 g加入5％葡萄糖注射液500 ml，4 h静脉滴注完毕；自用药开始起留24 h尿，24 h尿铅排泄量超过2.42 μmol（0.5 mg），认为体内有过量铅负荷。④依地酸二钠钙对铅中毒性脑病疗效不高。有报告与二巯丙醇合用可提高疗效，但需同时采取对铅中毒脑病的对症治疗。

（6）不良反应。

依地酸二钠钙不良反应少，部分病人可能有短暂的头晕、恶心、关节酸、乏力等反应。剂量过大，速度过快，会引起肾脏损害，使近曲小管发生严重水肿性退行性变，最主要的毒性作用是肾小管坏死，尿中出现蛋白、红白细胞、管型，也可出现肾功能衰竭，及时停药便可以恢复。造成肾损害的原因，可能是由于大量金属络合物于短时间内经过肾脏上皮细胞，其中一部分离解，释出高浓度的金属离子，影响细胞酶活性所致；但某些不离解的金属络合物本身对于酶的活性也有影响。注射过高浓度的溶液，可引起栓塞性静脉炎。目前采用每日1 g剂量，溶液浓度不应超过0.5%，用5%葡萄糖或生理盐水稀释后静脉滴注，或0.5 g肌肉注射，每日2次，均可避免上述不良反应。长时间大剂量用药可能发生过络合综合征，尿中钙、锌排出较多，铁、锰排出量也增加，血浆中微量金属有轻度变化，患者一般仅有疲乏、无力的感觉。此外，偶见组胺样反应，在注射4~8 h后出现发冷、发热、恶心、呕吐、头痛、肌肉痛等症状。

（7）注意事项。

①避免剂量过大，给药速度过快。每日剂量不得超过3 g，速度不得超过每分钟 15 mg，以免引起肾脏毒性反应。②注射浓度不应超过0.5%，以免发生栓塞性静脉炎，同时应避免长时间用药。③贮藏应遮光、密闭保存。

6. 去铁胺（Defetoxamine）

（1）理化特性。

别名：除铁灵、去铁敏、甲磺酸去铁胺、甲磺酸去铁敏、甲磺酸除铁灵。由链球菌的发酵液中提取的天然物，白色结晶性粉末。易溶于水，水溶液稳定。分子式 $C_{26}H_{52}N_6O_{11}S$，分子量 656.79。

（2）药理作用。

本品属羟肟酸络合剂，羟肟酸基团与游离或蛋白结合的三价铁（Fe^{3+}）和铝（Al^{3+}）形成稳定、无毒的水溶性铁胺和铝胺复合物（在酸性条件下结合作用加强），由尿排出。本品能清除铁蛋白和含铁血黄素中的铁离子，但对转铁蛋白中的铁离子清除作用不强，更不能清除血红蛋白、肌球蛋白和细胞色素中的铁离子。本品主要用于急性铁中毒的解救药。由于本品与其他金属的亲和力小，故不适用于其他金属中毒的解毒。本品在胃肠道中吸收甚少，可通过皮下、肌肉或静脉注射吸收，并迅速分布到各组织。在血浆组织中很快被酶代谢。

（3）适用范围。

用于急性铁中毒，慢性铁积聚病（原发性和继发性含铁血黄素沉着症）、球蛋白生成障碍性贫血、铁利用不良性贫血、先天性再生障碍性贫血、溶血性贫血等症，亦可用于铁负荷过高的诊断试验。

（4）用法、用量。

①对口服急性铁中毒者，可用鼻饲管给予8 g，后改用肌肉注射，成人或儿童均用1 g，继而每4 h注射 1 次，每次0.5 g，用 2次后改为 4～12 h 进行 1 次；24 h内总量不超过6 g。②对休克者，应静脉注射给药，注射速度不得超过每千克体重每小时15 mg，病情缓解后改为口服。③对慢性铁聚积病，采用肌肉注射，首次1 g，以后每小时0.5 g，连用 2 次后，每 4～12 h用0.5 g，日总量不超过6 g。静脉注射剂量同肌肉注射，注射速度不超过每千克体重15 mg/h。

（5）注意事项。

①口服给药可刺激胃肠道，产生恶心、呕吐、腹部不适等症状。②肌肉注射可见局部疼痛、全身发红、荨麻疹、头疼、胃区痛等；静脉注射时除有上述反应外，还可出现低血压、心悸、惊厥、休克等。③肾功能损害者慎用，妊娠初期孕妇忌用。

7. 促排灵（Pentetic Acid）

（1）理化特性。

别名喷替酸钙钠、二乙烯三胺五乙酸。制剂为注射液，每支0.25 g、0.5 g、1 g。

（2）药理作用。

其化学结构、吸收、代谢和治疗作用等均与依地酸二钠钙相似，但和一些金属络合的稳定常数比依地酸钙大。口服吸收差，注射后迅速经肾脏排出，2 h内排出40%，24 h内排出90%左右。

（3）适用范围。

临床上主要用于治疗铅中毒，对铁、钴、铬、锌、锰等金属以及放射性元素钚、镧、铈、钍、钪、锶、镅、锔等亦有促排作用。其排铅效果较依地酸钙好，治疗含铁血黄素沉着症，排铁作用和临床疗效亦较满意。

（4）用法、用量。

用药原则与依地酸二钠钙同。每日0.5～1 g，溶于生理盐水250 ml中，静脉滴注，治疗3 d，间歇4 d为1个疗程。亦可肌肉注射，每日0.25～0.5 g，溶于生理盐水2 ml，3 d为1个疗程。一般用2～4个疗程。

（5）不良反应。

常见有皮肤瘙痒、红斑、丘疹、溃疡等。少数病例有头晕、乏力、恶心、食欲减退、腹胀等。不良反应可能与本品络合体内微量元素锌有关；大剂量时还可产生肾脏损害。本品有致畸作用，孕妇禁用。

（6）注意事项。

①口服不易吸收，注射后2 h自尿中可排出40%，34 h几乎完全排出。②可引起皮炎、轻度头昏、无力、恶心、食欲不振等，大剂量尚可引起腹泻。③肾功能减退者忌用。

8. 钙促排灵、锌促排灵（DTPA）

（1）理化特性。

DTPA，化学名为二亚乙基三胺五乙酸（Diethylene triamine pentaacetic acid），它与EDTA（乙二胺四乙酸）类似，是一种螯合剂，有Ca－DTPA（即三胺五乙酸三钠钙，中文商品名钙促排灵）和Zn－DTPA（三胺五乙酸三钠锌，中文商品名锌促排灵）

两种形式。

（2）药理作用。

钚是一种具放射性的超铀元素，1940年，美国科学家首先发现该元素，它目前被应用于核武器和核反应堆。钚的危险性还在于一旦侵入人体，会潜伏在肺、骨骼等组织细胞中，破坏细胞基因，提高罹患癌症的风险，而且它的半衰期长达数千万年，处理非常困难。放射性钚暴露可用 DTPA 处置。过去数十年中它一直被作为核污染应急药物使用。其钙盐和锌盐都为无色透明的高渗无热源灭菌溶液，5毫升安瓿装，每毫升含 Ca－DTPA 或 Zn－DTPA 约200毫克。可根据患者体内电解质状况选择钙盐或钠盐，通过静脉注射或吸入途径给药，用于已知或怀疑的钚、镅、镉中毒，与这些同位素元素结合，促进它们排出体外。在接触辐射物后最初24 h用药效果最为明显。

（3）不良反应。

DTPA 较少不良反应，且不严重，主要反应有头痛、胸闷、胸痛、过敏、皮炎、金属味、恶心、腹泻、注射部位反应等。

三、氰化物中毒解毒药

（一）应用研究

亚硝酸异戊酯、亚硝酸钠与硫代硫酸钠的联合应用至今仍然是氰化物中毒的首选治疗方案。4－二甲基氨基苯酚（4－DMAP）是一种新型的高铁血红蛋白形成剂，实验证明其具有疗效确切、应用方便、快速高效等优点。但因其尚未获得医药准字号，临床应用不多。大剂量（5～10 mg/kg）应用亚甲蓝能有效救治氰化物中毒，但其剂量不易控制，所以临床应用亚甲蓝治疗氰化物中毒时需慎重。由4－DMAP和对氨基苯丙酮（PAPP）各1片组成的85号抗氰片，可作为氰化物中毒的预防性药物。羟钴胺是一种作用很强的氰化物中毒解救剂，能迅速与氰化物结合，即使大剂量给药严重不良反应也很少。有研究认为，羟钴胺更适宜治疗氰化物中毒，且国外已专门用于氰化物中毒的抢救性治疗。

（二）常用药

1. 亚硝酸异戊酯（Amyl Nitritc）

（1）理化特性。

别名亚硝戊酯、亚硝酸异戊酯、亚硝酸-3-甲基丁酯。制剂为小安瓿吸入剂，每支0.2 ml。

（2）药理作用。

本品血管扩张作用与硝酸甘油类似，但作用更快。释放氧化氮，氧化氮与内皮舒张因子相同，激活鸟苷酸环化酶，使平滑肌和其他组织内的环鸟苷酸（cGMP）增多，导致血管扩张；并能扩张周围静脉，使周围静脉贮血，左心室末压降低和舒张期对冠脉血流阻力降低，也可扩张周围小动脉而使周围阻力和血压下降，从而使心肌耗氧量降低，缓解心绞痛。氧化氮还具有解除氰化物毒性的作用，其机制与亚硝酸钠相同，使血红蛋白中的二价铁离子（Fe^{2+}）氧化成三价铁离子（Fe^{3+}），Fe^{3+}再与氰根（CN^-）结合成高铁血红蛋白，暂时延缓氰化物的毒性，随即需注射亚硝酸钠和硫代硫酸钠。注入后30 s起效，持续 3～5 min。用药后心率增快、血压降低，左室舒张末压降低。

（3）适用范围。

本品与硝酸甘油相似，但其作用更快，可用于防治心绞痛的急性发作和氰化物中毒。

（4）用法、用量。

将盛药小安瓿裹在手帕内拍破后吸入。氰化物中毒后立即吸入0.2 ml，每分钟 1 次，并尽快应用硫代硫酸钠。

（5）不良反应。

有头胀、头痛、增加眼内压，超剂量可因高铁血红蛋白产生过多而出现缺氧症状，可静脉注射亚甲蓝，不宜用肾上腺素。

（6）注意事项。

①青光眼、头部外伤、脑出血、急性心肌梗死患者禁用。②应用时将盛药的小安瓿裹在手帕内折断后移近鼻部吸入一口，舍去剩余部分。③用于氰化物中毒时，应同时静脉注射 25%～50% 硫代硫酸钠溶液。④本品仅作为严重急性中毒的短时应急措施，吸入的同时，必须做好注射亚硝酸钠的准备。⑤本品不能与醇、苛性碱、碱性碳酸盐、溴化物、碘化物、铁盐及安替比林配伍。

2. 亚硝酸钠（Sodium nitrite）

（1）理化特性。

本品为无色或白色至微黄色结晶，无臭、味微咸；易溶于水，微溶于乙醇、甲醇、乙醚。水溶液呈碱性，遇酸易分解。制剂为注射剂，每支10 ml（0.3 g），避光保存。分子式$NaNO_2$，分子量68.995。

（2）药理作用。

氰化物在体内释出 CN^- 很易于与体内氧化型细胞色素氧化酶中的 Fe^{3+} 结合，阻碍铁的还原，从而抑制酶的活性，失去酶的递氢功能，使组织不能利用氧，引起细胞缺氧窒息。由于中枢神经对氧最为敏感，因此可出现呼吸中枢麻痹，导致死亡。亚硝酸钠属高铁血红蛋白形成剂，它能氧化血红蛋白成为高铁血红蛋白，其生成剂量随药物剂量的增加而增多，在短期内使血中高铁血红蛋白达 10%～20%，并可迅速与体内 CN^- 结合，同时也可夺取已与细胞色素氧化酶中的 Fe^{3+} 结合的 CN^-。从而有效地解除 CN^- 对细胞色素氧化酶的抑制，恢复其活性。

（3）药物动力学。

口服吸收迅速，15 min即起作用，可持续1 h。约 60% 在体内代谢，部分为氨，其余以原形由尿排泄。静脉注射立即起作用。

（4）适用毒物。

用于氰化物中毒的解毒。

（5）用法、用量。

3％溶液 10～15 ml，以 2～3 ml/min的速度缓慢静脉注射。

（6）不良反应。

注射后可有心悸、头晕、恶心、呕吐、血压下降等。用药过量时，可引起高铁血红蛋白血症，出现缺氧、发绀等症状，甚至窒息死亡。

（7）注意事项。

①治疗氰化物中毒时，应用亚硝酸钠后，其氰离子与高铁血红蛋白结合并不稳定，宜继之给以硫代硫酸钠，以形成硫氰酸盐，使氰化物排出体外。如此可维持较长的疗效（见硫代硫酸钠）。②注射时速度宜慢，过快易引起血压下降，甚至发生虚脱。

3. 亚甲蓝（Methylene blue）

（1）药物特性。

别名美蓝、甲烯蓝；化学式 $C_{16}H_{18}N_3ClS$，分子量 319.858。本品为深绿色、有铜光的柱状结晶或结晶性粉末，无臭；在水或乙醇中易溶，在氯仿中溶解。通常配制成1％的溶液（呈蓝色）备用。制剂规格有 2 ml（20 mg）、5 ml（50 mg）、10 ml（100 mg）。

（2）药理作用。

亚甲蓝为氧化剂，根据其在体内的不同浓度，对血红蛋白有两种不同的作用。低浓度时 6-磷酸-葡萄糖脱氢过程中的氢离子经还原型三磷酸吡啶核苷传递给亚甲蓝，使其转变为还原型的白色亚甲蓝；白色亚甲蓝又将氢离子传递给带三价铁的高铁血红蛋白，使其还原为带二价铁的正常血红蛋白，而白色亚甲蓝又被氧化为亚甲蓝。亚甲蓝的还原－氧化过程可反复进行。高浓度时，亚甲蓝不能被完全还原为白色亚甲蓝，因而起氧化作用，将正常血红蛋白氧化为高铁血红蛋白。由于高铁血红蛋白易与 CN^- 结合形成氰化高铁血红蛋白，但数分钟后二者又离解，故仅能暂时抑制 CN^- 对组织中毒的毒性。

（3）药物动力学。

亚甲蓝静脉注射后作用迅速，基本不经过代谢即随尿排出。口服在胃肠道的 pH 条件下可被吸收，并在组织内迅速还原为白色亚甲蓝。在6 d内 74％由尿排出，其中 22％为原型，其余为白色亚甲蓝，且部分可能被甲基化。少量亚甲蓝通过胆汁，由粪便排出。

（4）适用范围。

本品对化学物亚硝酸盐、硝酸盐、苯胺、硝基苯、三硝基甲苯、苯醌、苯肼等和含有或产生芳香胺的药物（乙酰苯胺、对乙酰氨基酚、非那西丁、苯佐卡因等）引起的高铁血红蛋白血症有效。对先天性还原型二磷酸吡啶核苷高铁血红蛋白还原酶缺乏引起的高铁血红蛋白血症效果较差。对异常血红蛋白并伴有高铁血红蛋白血症无效。对急性氰化物中毒、能暂时延迟其毒性。近年来临床还试用于治疗尿路结石，闭塞性脉管炎和神经性皮炎有效。

（5）用法、用量。

①治疗高铁血红蛋白血症，用 1％亚甲蓝 6～10 ml（每次 1～2 mg/kg）加入 50％葡萄糖 20～40 ml，于 10～15 min内缓慢静脉注射，如 1～2 h未见好转或有反复，可于2 h后重复一次全量或半量，或延长给药时间，用至发绀基本消退，病情平稳；用药后尿呈蓝色。②治疗氰化物中毒，用 1％亚甲蓝每次 5～10 mg/kg，加入 25％～50％葡萄糖 20～40 ml，缓慢静脉注射，随后立即静脉注射硫代硫酸钠。一般认为亚甲蓝治疗氰化物中毒疗效远低于亚硝酸钠，同时体内形成大量高铁血红蛋白，可加重患者缺氧。

（6）不良反应。

注射剂量过大（500 mg）可引起恶心、腹痛、心前区疼痛、眩晕、头痛、出汗和神志不清及变性血红蛋白血症。

（7）注意事项。

①用作还原剂时，剂量不能过大，以免促使氧合血红蛋白形成高铁血红蛋白，反而使病情加重。②本品不能皮下、肌肉或鞘

内注射，前者引起坏死，后者引起瘫痪。③6-磷酸-葡萄糖脱氢酶缺乏患者和小儿，应用本品剂量过大可引起溶血。④对肾功能不全患者应慎用。⑤本品为1‰溶液，应用时需用25％葡萄糖注射液40 ml稀释，静脉缓慢注射（10 min注射完毕）。⑥对化学物和药物引起的高铁血红蛋白白血症，若30～60 min皮肤、黏膜发绀不消退，可重复用药。先天性还原型二磷酸吡啶核苷高铁血红蛋白还原酶缺陷引起的高铁血红蛋白血症，每日口服300 mg和大剂量维生素C。

4. 硫代硫酸钠（Sodium Thiosulfate）

（1）理化特性。

别名次亚硫酸钠、大苏打、海波；为无色透明结晶，无臭，极易溶于水，水溶液呈弱碱性。制剂有注射液0.5 g/支（10 ml）、1 g/支（20 ml）；粉针剂按无水物计为0.32 g/支、0.64 g/支，按含结晶水计为0.5 g/支、1 g/支。

（2）药理作用。

本品所供给的硫，通过体内硫转移酶的参与下，能和体内游离的或已与高铁血红蛋白结合的 CN^- 相结合，使之变为毒性很小的硫氰酸盐，随尿排出而解毒。

（3）药物动力学。

硫代硫酸钠不易由消化道吸收，静脉注射迅速分布到各组织的细胞外液；$t_{1/2}$ 为0.65 h，而后由尿排泄。

（4）适用范围。

主要用于氰化物中毒，也可用于砷、汞、铅、铋、碘中毒。其他临床应用有抗过敏、治疗皮肤疖疮、癣及慢性皮炎。

（5）用法、用量。

成人氰化物中毒者，可缓慢静脉注射12.5～25 g，必要时可在1 h后重复半量或全量；对口服中毒者可用本品5％溶液洗胃，并保留本品适量于胃中。儿童用药可静脉注射250～500 mg/kg体重，每天1次。

（6）不良反应。

本品静脉注射过快，可致血压下降、暂时性渗透压改变；大剂量口服，可致腹泻；皮肤外用可致接触性皮炎。药物过量可引起头晕、恶心、乏力等。

（7）禁忌证。

对本品过敏者禁用。

（8）注意事项。

①若静脉注射一次用量较大，应注意一般的静脉注射反应。②本品用于治疗氰化物中毒，其解毒机制与亚硝酸钠不同，并且其作用较慢，因此用于治疗氰化物中毒时，最好与亚硝酸钠、亚硝酸异戊酯或亚甲蓝联用，先静脉注射亚硝酸钠等药后，再立即由原针头注射硫代硫酸钠，两种药物不可混合注射。③治疗氰化物中毒时，宜用高剂量，低剂量的解毒效果不佳。④本药不应局部用于眼部及眼周。

5. 羟钴胺（Hydroxycobalamin）

（1）理化特性。

羟钴胺的性状为红色的澄明液体；分子式$C_{62}H_{90}ClCoN_{13}O_{15}P$，分子量1 382.82。剂型为注射剂，规格有0.05 mg/ml、0.1 mg/ml、0.25 mg/ml、0.5 mg/ml、1 mg/ml。

（2）药理作用。

羟钴胺是维生素B_{12}前身物质，其药理与维生素B_{12}相同。

（3）药物动力学。

口服羟钴胺须与胃黏膜壁细胞分泌的糖蛋白（内因子）结合，形成复合物后，才不易被肠液消化，可在回肠远端被吸收入血。恶性贫血患者的胃黏膜萎缩，内因子缺乏，导致羟钴胺吸收障碍。在通过小肠黏膜时，羟钴胺与蛋白解离，再与一种转运蛋白——转钴胺素Ⅱ（TranscoholaminⅡ，TCⅡ）结合存于血液中，羟钴胺－TCⅡ复合物与细胞表面受体结合进入细胞内或线粒体内。进入肝的羟钴胺与转钴胺素Ⅰ（TCⅠ）结合，贮存于肝、骨髓和其他组织细胞内。羟钴胺大部分随胆汁排出，少量随泪液、唾液、乳汁排泄。羟钴胺肌肉注射后迅速吸收，1 h后血药浓度达峰值，由羟基取代维生素 B_{12} 的氰基而成。本品在体内能与氰离子结合形成氰钴胺而起解毒作用。

（4）适用范围。

本药可作为氰化物解毒剂。

（5）用法、用量。

肌肉注射：成人 0.025～0.1 mg/d，或隔日 0.05～0.2 mg。用于解毒时，用量可酌情增加。

（6）不良反应。

应用本品者可有疲劳感，偶有皮疹、瘙痒、腹泻、过敏性哮喘，甚至休克。

（7）禁忌证。

非氰化物中毒者禁止使用本品。

（8）注意事项。

使用本药1 h内，应避免使用大剂量的维生素C。本药应避光、密闭保存。

6. 4-二甲氨基苯酚（4-dimethylaminophenol，4-DMAP）

（1）理化特性。

化学式 $C_8H_{11}NO$，制剂有注射剂0.2 g/2 ml，片剂180 mg。

（2）药理作用。

为高铁血红蛋白生成剂，能迅速、有效地消除氰化物的毒性，使被氰抑制的细胞色素氧化酶恢复活力，其作用较亚硝酸钠快；可用于氰化物中毒治疗或职业预防，与硫代硫酸钠及对氨基苯丙酮合用疗效更佳。

（3）用法、用量。

肌肉注射一次2 ml，1 h后再给半量；口服一次180 mg，1 h后再给半量。

（4）不良反应。

本品不良反应较少，主要有脸色或肌体青紫和缺氧。

四、高铁血红蛋白血症解毒药

（一）应用研究

苯的氨基、硝基化合物及亚硝酸盐类化合物中毒，可引起血液中的高铁血红蛋白含量增多，亚甲蓝（又称美蓝）是此类中毒的特效解毒剂，临床上宜小剂量应用（1~2 mg/kg），量大则会加重中毒症状。甲苯胺蓝还原高铁血红蛋白的速度比亚甲蓝快，临床上也有应用。维生素 C 也可以作为高铁血红蛋白还原剂应用于临床治疗。

（二）常用药物

有关亚甲蓝、维生素 C 已于前述相应部分有介绍，本节不再重述。

五、毒素类中毒解毒药

毒素包括天然毒素和人工合成毒素。因其毒性极高，是潜在的生化战剂和恐怖活动的工具，对毒素特效解毒剂的研制逐渐成为解毒剂研究的重点。分子生物学技术和免疫学的发展，多效价毒蛇抗毒血清、肉毒毒素抗毒血清等相继应用于临床，并取得良好疗效。蓖麻毒素、河鲀毒素免疫抗体亦处于研制阶段。

六、含氟灭鼠剂中毒解毒药

（一）应用研究

我国常见的含氟灭鼠剂有氟乙酰胺、氟乙酸钠、甘氟，均可影响三羧酸循环引起中毒。乙酰胺与乙醇是抢救此类毒物中毒疗效肯定的药物。以往在抢救此类毒物中毒时，主张在没有乙酰胺的情况下，用无水乙醇施救；也有采用乙醇与乙酰胺联合应用并取得良好疗效的报道。乙酰胺在中毒的早期应足量给予，如危重病例一次可给予 5~10 g。

（二）常用药物

1. 乙酰胺（Acetamide）

（1）理化特性。

别名解氟灵；为无臭的白色结晶粉末，可制成无色澄明液体。剂型为注射液，每支2.5 g（5 ml）。

（2）药理作用。

为氟乙酰胺杀虫农药解毒剂。其解毒机理可能由于其化学结构和氟乙酰胺相似，故能争夺某些酶（如酰胺酶）使不产生氟乙酸，从而解除氟乙酸对机体三羧酸循环的毒性作用，具有延长中毒潜伏期制止发病，减轻发病症状的作用。

（3）适用范围。

为氟乙酰胺（有机氟农药）、氟乙酸钠（杀鼠剂）、甘氟（鼠甘伏）中毒的特效解毒剂。对急性氟乙酰胺中毒具有延长潜伏期、减轻症状和预防发病的作用。需早期用药。

（4）用法、用量。

肌肉注射每次 2.5～5 g，每日 2～4 次；或每日每千克体重0.1～0.3 g，分 2～3 次注射。一般连续注射 5～7 d。

（5）不良反应。

注射可引起局部疼痛，大量应用可能引起血尿，必要时停药并加用糖皮质激素使血尿减轻。

（6）注意事项。

①所有氟乙酰胺中毒者，包括可疑中毒者，不管发病与否，都应及时给予本品，尤其在早期，应给予足量，危重病人一次可给予5.0～10 g。②乙酰胺的激性较大，注射可引起局部疼痛，故若使用本品一次量（2.5～5 g）需加普鲁卡因 20～40 mg混合注射，以减轻疼痛。③本品与解痉药、半胱氨酸合用，效果较好。④氟乙酰胺中毒病人，包括可疑中毒者，均应及时给予本品，尤其早期应给予足量。

七、其他毒物中毒解毒药

（一）应用研究

研究发现，醇脱氢酶抑制剂 4-甲基吡唑（4-MP）可成功治疗甲醇中毒。胰高血糖素用于治疗 β-受体阻断剂和钙离子通道阻滞剂过量引起的中毒，还可用于治疗抗心律失常药及三环抗抑郁药过量中毒。美国 FDA 推荐普鲁士蓝作为治疗铊和放射性元素铯中毒的特效药物。乙酰半胱氨酸（NAC）是治疗对乙酰氨基酚（醋氨酚、扑热息痛）中毒的特效解毒药。

（二）常用药物

1. 半胱氨酸（cysteine）

（1）理化特性。

半胱氨酸属于 20 种天然氨基酸之一，是一种含硫（与甲硫氨酸一样）的非必需氨基酸。分子式 $C_3H_7NO_2$，分子量 121.16；性状为白色结晶或结晶性粉末，易溶于水，微有臭，难溶于乙醇，不溶于乙醚等有机溶剂。熔点 240 ℃，单斜晶系。

（2）药理作用与适应证。

本品可用于范围广泛的毒物如甲醛、乙醛、氯仿、四氯化碳、铅、镉、氯甲汞、过氧化脂、PCB、河豚毒、酒精等的解毒作用，这些都已被实验所证明。主要用于肝脏中毒解毒、解热镇痛、溃疡治疗、疲劳恢复，作为输液及综合氨基酸制剂等使用；还可用于祛痰，治疗支气管炎的化痰作用；有效预防和治疗放射性伤害。

（3）用法、用量。

①喷雾吸入：仅用于非应急情况下，以 10% 溶液喷雾吸入，每次 1～3 ml，每天 2～3 次。

②气管滴入：急救时以 5% 溶液经气管插管或直接滴入气管内，每次 1～2 ml，每天 2～6 次。

③气管注入：急救时以 5% 溶液用注射器自气管的甲状软骨环

骨膜处注入气管腔内，每次 0.5～2 ml（婴儿0.5 ml，儿童1 ml，成人2 ml）。

（4）不良反应。

①本品直接滴入呼吸道可产生大量痰液，需用吸痰器吸引排痰。

②可引起呛咳、支气管痉挛、恶心、呕吐、口臭等不良反应，一般减量即可缓解，如遇恶心、呕吐可暂停给药。支气管痉挛可用异丙肾上腺素缓解。

③与异丙肾上腺素合用或交替使用可提高药效，减少不良反应。

（5）禁忌证。

支气管哮喘患者禁用。

（6）注意事项。

①不宜与金属、橡皮、氧化剂、氧气接触，故喷雾器须用玻璃或塑料制作。本品应临用前配制，用剩的溶液应严封贮于冰箱中，48 h内用完。②本品能增加金制剂的排泄，有减弱青霉素、四环素、头孢菌素类的抗菌活性作用，故不宜与这些药物并用。

2. 氟马西尼（Flumazenil）

（1）理化特性。

别名安易醒、安易行、脑易醒、氟马尼、氟马泽尼、门无、咪唑苯二氮䓬。分子式 $C_{15}H_{14}FN_3O_3$，分子量303.288 4。制剂为注射液，规格有0.1 mg/1 ml、0.5 mg/5 ml、1 mg/10 ml。

（2）药理作用。

氟马西尼为苯二氮䓬类（BDZ）选择性拮抗药，可作用于脑BDZ 受体，阻滞 BDZ 药物作用。对小鼠、大鼠、猫和猴的药理试验表明，氟马西尼能逆转 BDZ 类药物与对中枢神经系统 BDZ 受体具有亲和性的非 BDZ 类药物（如佐匹克隆、三唑并哒嗪类）的作用。此种拮抗作用亦见于人类。本品也能部分拮抗丙戊酸钠的抗惊厥作用。抗精神病药常能增加体内催乳激素的水平，而 BDZ 类安定药可使之降低；氟马西尼则能拮抗此种降低催乳激素的作用，从另一个方面证明了本品具有 BDZ 拮抗作用。对安定、劳拉西泮或三唑仑产生耐受性及躯体依赖性的猴、猫、大鼠和小鼠,使用氟马西尼后可产生戒断症状。

(3) 药物动力学。

氟马西尼毒性有限,小鼠的急性 LD_{50} 为 4 300 mg/kg(口服)、4 000 mg/kg(腹腔注射);大鼠 LD_{50} 为 6 000 mg/kg(口服),1 360 mg/kg(腹腔注射)。氟马西尼为弱亲脂性药,与血浆蛋白质中度结合(约 50%);结合的血浆蛋白质 2/3 为清蛋白。本品的平均消除半衰期为 53 min。稳态时的平均分布容积(Vss=0.95 L/kg)与结构近似的 BDZ 接近,说明药物的组织结合与分布相似。本品通过生物转化迅速消除,主要代谢物羧酸无药理活性,且经肾消除。本品与 BDZ 类药物同时给药时基本药物动力学参数不受影响。本品静脉注射后 1~4 min 立即起效。在肝内代谢成无活性的游离羧酸并与葡萄醛酸结合后,90%~95% 随尿排出,5%~10% 见于粪便中。生物利用度约为 20%。本品药效消除快,作用维持时间短。

(4) 适用毒物。

氟马西尼具有逆转 BDZ 类药的中枢镇静作用。临床上常用于:①对病人用 BDZ 类诱导和维持全身麻醉后,用氟马西尼终止 BDZ 类药的作用;或用于对病人进行短时间的诊断或治疗手术后,终止 BDZ 的镇静作用。②用于 BDZ 类中毒的诊断药物,或解除 BDZ 的中毒作用。③还可用于原因不明的神志丧失的诊断药,用以鉴别 BDZ、其他药物中毒或脑损伤,或特效地逆转 BDZ 的中枢作用,以恢复病人的自主呼吸及神志。

(5) 用法、用量。

本品可用 0.45%~0.9% 氯化钠或 2.5%~5% 葡萄糖液稀释静脉注射,也可与其他复苏术同时应用。①麻醉后用药:初剂量可静脉注射 0.2 mg,若未达到要求的清醒程度,可再注射 0.1 mg,必要时可重复注射一次,直到总剂量达 1 mg;通常用量为 0.3~0.6 mg。在给予本品前连用 BDZ 类数周的病人,快速注

射本品可引起戒断症状，故应避免快速注射。如意外地出现戒断
症状，可缓慢静脉注射安定5 mg或咪达唑仑5 mg。②中毒急救用
药：静脉注射初剂量为0.3 mg，若未达到要求的清醒程度，可重
复注射本品，直到病人清醒，或总剂量达2 mg。如又出现嗜睡，
可再静脉滴注 0.1～0.4 mg/h。滴注速率应个别调节，直到达到
要求的清醒程度。如病人曾长期接受高剂量的 BDZ 类药，应采用
个别调整的注射剂量并缓慢给药，以免产生戒断症状。若用药后
出现意外的过度刺激迹象，应静脉注射给予安定5 mg或咪达唑仑
5 mg。如重复给予本品未能使意识及呼吸功能明显改善，应认为
BDZ 并非致病因素。

（6）不良反应。

应用氟马西尼后的不良反应有恶心、呕吐、颜面潮红，也可
出现头昏、激越、精神错乱；对癫痫患者有可能引起发作；对已
产生苯二氮䓬躯体依赖性的病人，有可能促发严重的戒断症状；
对同时服用苯二氮䓬和三环类抗抑郁药的病人，有可能引发癫痫
发作和心律失常。

（7）注意事项。

①滴注氟马西尼过快，可引起焦虑、心悸、恐惧等不适感，
少数可见血压升高，心率加快。②对本品过敏者禁用。③老年人、
妊娠与哺乳期妇女慎用。④有肝功能不全、头部损伤、药物或乙
醇依赖者慎用；对苯二氮䓬类产生躯体依赖性的患者不宜使用；
从事危险作业或驾驶车辆者慎用。⑤在给予氟马西尼后最初24 h
内应告诫病人，不得从事危险的机械操作或驾驶车辆。本品存在
时并不改变 BDZ 的药物动力学。本品静脉注射100 mg也未发现过
量给药的症状。麻醉后手术结束时在外周肌肉松弛药的作用消失
之前，不应注射本品。

3. 纳洛酮（naloxone）

（1）理化特性。

纳洛酮的化学名称为：17 -烯丙基- 4，5a -环氧基- 3，14 -二

羟基吗啡喃 - 6 - 酮盐酸盐二水合物；分子式 $C_{19}H_{21}NO_4 \cdot HCl \cdot 2H_2O$，分子量 399.87；性状为无色澄明液体。急性毒性 LD_{50}：小鼠口服565 mg/kg。

（2）药理作用。

纳洛酮为纯粹的阿片受体拮抗药，本身无内在活性，但能竞争性拮抗各类阿片受体，对 μ 受体有很强的亲和力。与吗啡化学结构相似，对阿片类受体的亲和力比吗啡大，比烯丙吗啡效力大10～20 倍。纳洛酮生效迅速，拮抗作用强。纳洛酮可同时逆转阿片激动剂所有作用，包括镇痛。另外，还具有与拮抗阿片受体不相关的回苏作用，可迅速逆转阿片镇痛药引起的呼吸抑制，可引起高度兴奋，使心血管功能亢进。本品尚有抗休克作用，不产生吗啡样的依赖性、戒断症状和呼吸抑制。在抢救乙醇中毒者时应用，因乙醇中毒与吗啡中毒有相似之处，纳洛酮可作为催醒剂，解救乙醇中毒引起的昏迷，阻断阿片受体而起到对乙醇中毒的治疗作用。休克时的严重应激状态下，β-内啡肽即大量释放，血管扩张而致血压下降，交互形成恶性循环，纳洛酮可阻滞 β-内啡肽的降压作用而使血压回升。

（3）药物动力学。

本品口服无效，均须注射给药。静脉注射后 1～3 min 即产生最大效应，可持续45 min；肌肉注射后 5～10 min产生最大效应，持续 2.5～3 h。本品吸收迅速，易透过血—脑屏障，代谢很快，人血浆 $t_{1/2}$ 为 30～78 min，主要在肝内生物转化，产物随尿排出。

（4）适用范围。

本品是目前临床应用最广的阿片受体拮抗药。主要用于：①解救麻醉性镇痛药急性中毒，拮抗这类药的呼吸抑制，并使病人苏醒。②拮抗麻醉性镇痛药的残余作用。新生儿受其母体中麻醉性镇痛药影响而致呼吸抑制，可用本品拮抗。③解救急性乙醇中毒，静脉注射纳洛酮 0.4～0.6 mg，可使患者清醒。④对疑为麻醉性镇痛药成瘾者，静脉注射 0.2～0.4 mg可激发戒断症状，有诊断价值。⑤促醒作用，可能通过胆碱能作用而激活生理性觉醒系统使病人清醒，用于全麻催醒及抗休克和某些昏迷病人。纳洛酮是内源性阿片样物质的特异性拮抗剂，近年来临床用途有新的发展，对酒精中毒、休克、缺血性脑卒中、垂体激素分泌亢进综合征、精神分裂症及先天性无痛症等均有疗效。

（5）用法、用量。

每次 0.4～0.8 mg，肌肉注射或静脉注射，必要时 2～3 min 后可重复一次。小儿：每次 5～10 $\mu g/kg$，肌肉注射或静脉注射。

（6）不良反应。

本品不良反应少，偶尔会出现嗜睡、恶心、呕吐、心动过速、高血压和烦躁不安等症状。

（7）注意事项。

①应用纳洛酮拮抗大剂量麻醉镇痛药后，由于痛觉恢复，可产生高度兴奋。表现为血压升高、心率增快、心律失常，甚至肺水肿和心室颤动。②由于此药作用持续时间短，用药起作用后，一旦其作用消失，可使患者再度陷入昏睡和呼吸抑制。用药需注意维持药效。③心功能不全和高血压患者慎用。

4. 贝美格（Bemegride）

（1）理化特性。

化学名称为 3 - 乙基 - 3 - 甲基戊二酯亚胺。别名美解眠、乙甲哌酮钠。分子式 $C_8H_{13}NO_2$，分子量 155.194 3；熔点：126～129 ℃。性状为无色澄明液体。包装规格：低硼硅玻璃安瓿，每盒 2×20 ml/支；有效期 24 个月。

（2）药理作用。

贝美格对延脑呼吸中枢有兴奋作用，亦能直接兴奋血管中枢。临床多用于解除巴比妥类及其他催眠药，如巴比妥、格鲁米特、水合氯醛等所致的呼吸抑制，亦可用于减少硫喷妥钠麻醉的深度，以加速其恢复。

（3）适用范围。

用于解救巴比妥、格鲁米特、水合氯醛等药物的中毒。亦用于加速硫喷妥钠麻醉后的恢复。

（4）用法、用量。

因本品作用快，多采用静脉滴注。常用50 mg溶于5%葡萄糖溶液供静脉滴注；或静脉注射，每3～5 min注入50 mg；至病情改善或出现中毒症状为止。

（5）不良反应。

注射量大、速度过快可引起恶心及呕吐，反射运动增强，肌肉震颤及惊厥等。迟发毒性表现为情绪不安，精神错乱、幻视；也可发生低血压。中毒时可立即用戊巴比妥钠注射液静脉注射或水合氯醛灌肠。

（6）禁忌证。

吗啡中毒及对本品过敏者禁用。

（7）注意事项。

静脉注射或静脉滴注速度不宜过快，以免产生惊厥。遮光、密闭保存。

5. 印防己毒素（Picrotoxin）

（1）理化特性。

注射剂，规格有1 mg/1 ml、3 mg/1 ml。贮藏方法：避光，密闭保存。

（2）药理作用。

本品能够兴奋延脑的呼吸中枢和血管运动中枢，剂量加大时亦能兴奋大脑和脊髓，安全范围较小。可使呼吸加快，血压上升以及流涎和频繁的呕吐。其作用可能与对抗中枢抑制性递质氨基丁酸（GABA），解除运动神经突触前抑制有关。

（3）适用范围。

适用于巴比妥类药物中毒解救。

（4）用法、用量。

肌肉、静脉注射：成人每次 1～3 mg，20 min 后重复注射直到角膜反射恢复；儿童每次 0.1～0.3 mg/kg，每 20 min 重复一次，直至角膜反射恢复。

（5）不良反应。

①过量中毒可兴奋大脑和脊髓而导致惊厥。②能加强吗啡的兴奋脊髓作用而导致惊厥。

（6）注意事项。

①中毒剂量能引起惊厥，可静脉注射短时作用的巴比妥类药物对抗。②因能加强吗啡的脊髓兴奋作用，引起士的宁中毒样惊厥，故不适于吗啡中毒的解救。③本品可从所有给药途径吸收，但常采用注射给药；作用持续时间短，往往须小剂量重复给药以维持疗效。

6. 毛果芸香碱（pilocarpine）

（1）理化特性。

别名匹鲁卡品、匹罗卡品。性状为无色结晶或白色结晶性粉末、无臭；遇光易变质。本品在水中易溶，在乙醇中微溶，在氯仿或乙醚中不溶。熔点为 174～178 ℃，熔融时同时分解。制剂注射剂 1 ml（2 mg），滴眼剂 1%～2%，均为无色的澄明液体。分子式 $C_{11}H_{16}N_2O_2$，熔点 34 ℃，沸点 260 ℃。

（2）药理作用。

毛果芸香碱对平滑肌和各种腺体有直接兴奋作用，对唾液腺和汗腺作用尤为显著。直接激动 M 胆碱能受体，无论是局部点眼还是注射，可使虹膜括约肌收缩，瞳孔缩小，睫状肌收缩导致调节房水排出阻力减少，使青光眼的眼内压下降。本品是从毛果芸香属植物叶中提出的生物碱，为叔胺类化合物，其水溶液稳定，现已能人工合成。主要作用于毒蕈碱受体表现毒蕈碱样作用，大剂量时也可表现烟碱作用。

（3）适用范围。

①用于开角型青光眼和急、慢性闭角型青光眼以及继发性闭角型青光眼。②白内障人工晶状体植入手术中缩瞳。③阿托品类药物中毒的对症治疗。

（4）用法、用量。

注射剂皮下注射，一次 2～10 mg，术中稀释后注入前房或遵医嘱使用。滴眼液点眼每次 1～2 滴，每天 3～4 次或酌情增加次数。睡前用 1%～2% 眼膏。

（5）不良反应。

可见眉弓部疼痛，暂时性近视，瞳孔后粘连，虹膜囊肿。

（6）禁忌证。

虹膜睫状体炎，瞳孔阻滞性青光眼患者禁用，对该品过敏者禁用。

（7）注意事项。

长期应用时注意活动眼球，以防止后粘连；睫状环阻滞型青光眼禁用。若用毛果芸香碱前给予 N2 受体阻断药，则可产生升压作用。

7. 维生素 K_1（Vitamin K_1）

（1）理化特性。

维生素 K_1 的化学名称为 2-甲基-3-（3,7,11,15-四甲基-2-十六碳烯基）-1,4-萘醌，别名植物甲萘醌；分子式 $C_{31}H_{46}O_2$，分子量 450.71。性状为黄色至橙黄色透明黏稠的液体，无臭，遇光易分解；在氯仿、乙醚或植物油中易溶，在乙醇中略溶，在水中不溶。其制剂有片剂 5 mg、注射液 10 mg/ml。

（2）药理作用。

维生素 K_1 属维生素类药物，是肝脏合成因子 Ⅱ、Ⅶ、Ⅸ、Ⅹ 所必需的物质。维生素 K_1 注射液是 2009 版国家基本药物目录品种，主要用于各种维生素 K 缺乏引起的出血性疾病的治疗。2011 年 12 月国家食药局通报称维生素 K_1 注射液存过敏风险。

（3）药物动力学。

肌肉注射1～2 h起效，3～6 h止血效果明显，12～14 h后凝血酶原时间恢复正常。本品在肝内代谢，经肾脏和胆汁排出。

（4）适用范围。

维生素 K_1 作为医药制剂，在临床上用于防治凝血酶过低症、维生素 K_1 缺乏症、新生儿自然出血症以及梗阻性黄疸、胆瘘、慢性腹泻等所致出血，香豆素类、水杨酸钠等所致的低凝血酶原血症；维生素 K_1 还具有镇痛、缓解支气管痉挛的作用，对内脏平滑肌绞痛、胆管痉挛、肠痉挛引起的绞痛有明显的效果。亦可用于预防长期口服广谱抗生素类药物引起的维生素 K_1 缺乏症。

（5）用法、用量。

①低凝血酶原血症：肌肉或深部皮下注射，每次10 mg，每日1～2次，24 h内总量不超过40 mg。②预防新生儿出血：可于分娩前12～24 h给孕妇肌肉注射或缓慢静脉注射 2～5 mg。也可在新生儿出生后肌肉或皮下注射 0.5～1 mg，8 h后可重复。③本品用于重症患者静脉注射时，给药速度不应超过1 mg/min。④可用于溴鼠灵引起的慢性中毒，具体用法：静脉注射5 mg/kg维生素 K_1，如需要时重复 2～3 次，每次间隔 8～12 h；口服5 mg/kg维生素 K_1，共 10～15 d；并输入200 ml的柠檬酸化血液。

（6）不良反应。

新生儿应用本品后可能出现高胆红素血症、黄疸和溶血性贫血，偶见过敏反应。静脉注射过快，超过5 mg/min，可引起面部潮红、出汗、支气管痉挛、心动过速、低血压等。曾有快速静脉注射致死的报道。肌肉注射可引起局部红肿和疼痛。大剂量或超剂量使用维生素 K_1 可加重肝损害。

（7）禁忌证。

严重肝脏疾患或肝功不良者禁用。本品可通过胎盘，故对临产孕妇应尽量避免使用。

（8）注意事项。

①有肝功能损伤的患者，本品的疗效不明显，盲目加量可加重肝损伤。②本品对肝素引起的出血趋于无效。外伤出血无必要使用本品。③本品用于静脉注射宜缓慢，给药速度不应超过1 mg/min。④本品应避免冻结，如有油滴析出或分层则不宜使用，但可在避光条件下加热至70～80 ℃，振摇使其自然冷却，如澄明度正常则仍可继续使用。

（9）与药物相互作用。

本品与苯妥英钠混合2 h后可出现颗粒沉淀，与维生素 C、维生素 B_{12}、右旋糖酐混合易出现混浊。与双香豆素类口服抗凝剂合用，作用相互抵消。水杨酸类、磺胺、奎宁、奎尼丁等也可影响维生素 K_1 的效果。

第六章 中毒者的对症治疗

排除毒物、减少毒物吸收和解毒治疗，虽为抢救急性中毒的首要措施，但若毒物已不同程度地损害人体相关器官，使其正常生理功能减退或丧失。发生各种严重症状时，应积极进行对症治疗，这样不仅能减轻病人痛苦，还能使病人有更多的挽救机会。因此，对症治疗也是中毒抢救的重要一环。急救时，排毒、解毒和对症治疗应同时进行，以免延误时机。在对症治疗中应强调支持治疗，它对病人的康复能起到良好的作用。本章列出了急性中毒常见的一些症状及其处理方法。

第一节 疼痛处理

一、原因与后果

一般多见于刺激性或腐蚀性毒物中毒，都会使中毒者某个部位或是多个部位发生疼痛，并且中毒者的中枢神经系统若受到强烈的疼痛刺激，可能导致休克。故须及早应用镇痛剂或麻醉剂对中毒者进行及时的止痛治疗。

二、处理方法

目前对这类疼痛的常用处理方法有如下几类。

1. 盐酸吗啡

对有剧痛成年中毒者，每次用 10～15 mg；小儿每次 0.1～

0.2 mg/kg。因其对呼吸中枢及血管运动中枢有抑制作用，且久用易成瘾，故须慎用。婴儿、哺乳期妇女及颅内高压病人慎用。

2. 丁丙诺啡

对成人每次可给予 0.3～0.6 mg，缓慢静脉注射或肌肉注射给药。

3. 磷酸可待因、盐酸氯丙嗪或苯巴比妥类

这类药物可用于疼痛不太剧烈者。

4. 硫酸阿托品或哌替啶

可迅速制止胃肠道痉挛引起的疼痛。

5. 硝酸甘油

成人量 0.3～0.6 mg，含于舌下或吸入亚硝酸异戊酯（成人 0.2 ml），可缓解因输尿管、胆管或冠状动脉痉挛引起的疼痛。

6. 静脉注射 10% 葡萄糖酸钙

小儿用 1 倍葡萄糖液稀释后缓慢注入，可解除急性肌肉疼痛。

7. 其他止痛药及用法

各种疼痛亦可选用下列药物：美沙酮、布桂嗪（强痛定）、西马嗪（镇痛安）、阿尼利定（安痛定）、布洛芬、萘普生（消痛灵）、安乃近等。

局部表面应用麻醉药，或用 1% 盐酸普鲁卡因阻滞麻醉，对局部止痛及神经炎性疼痛有效。

针灸疗法亦可应用于各种疼痛。

第二节　咳嗽处理

一、常见原因

咳嗽是刺激性毒物中毒的常发症状，然而咳嗽也是一种保护性反射动作，能将呼吸道内的分泌物和异物排出体外，因此应根

据具体情况，给予适当处理。

二、处理方法

（1）轻度咳嗽不需要特殊处理。

（2）咳嗽剧烈，影响休息，甚至有出血危险时，应用镇咳剂，如喷托维林、咳美芬或磷酸可待因等。

（3）咳嗽剧烈，伴有大量黏痰，不宜用镇咳剂，应以祛痰为主，可用溴己新、竹沥等。雾化吸入排痰，可用生理盐水20 ml，加 α-糜蛋白酶 2.5～5 mg，适量加入抗生素，每日应用2～3次。亦可用 2% 碳酸氢钠溶液雾化吸入，降低黏痰吸附力，促进黏蛋白解聚，使痰液化而易咳出。

（4）刺激性气体引起的咳嗽，可用雾化消泡剂如二甲硅油（消泡净），每次用 1% 二甲硅油 15～45 ml 超声雾化吸入，并可加入地塞米松、碳酸氢钠等一并吸入，对消除呼吸道内泡沫、改善通气、防治肺水肿有一定功效。

第三节　呕吐及腹泻处理

一、原因与后果

急性中毒时，由于有毒物质刺激胃肠道，或由于副交感神经受刺激，常可引起呕吐或腹泻。这种反应有利于毒物的排除，当毒物排除后，呕吐和腹泻自然减轻。但如果呕吐和腹泻过于剧烈或时间过久，则易引起脱水、酸中毒或发生循环衰竭等危险症状，必须及时处理。

二、处理方法

(一) 呕吐

(1) 对中毒者洗胃后，让其食入或注入小量米汤或牛奶等，一般可减轻呕吐。

(2) 如呕吐持续或加剧，可皮下或静脉注射硫酸阿托品，成人每次 0.3～0.5 mg，每次 1 mg，小儿每次 0.01 mg/kg，一般每日不超过 4 次。亦可选用山莨菪碱（654－2），肌肉注射或静脉注射，成人每次 5～10 mg。

(3) 盐酸氯丙嗪：成人 25 mg，小儿 0.5～1 mg/kg，肌肉注射。

(4) 甲氧氯普胺（胃复安、灭吐灵）：成人每次 10～20 mg 肌肉注射或口服，小儿每次 0.25～0.5 mg/kg 肌肉注射。

(5) 针刺疗法：常选内关、足三里、中脘、胃俞等穴位。

(6) 如呕吐停止，应少量多次供给易消化的流质食物，同时适量补液及纠正酸碱失衡。

(二) 腹泻

(1) 因毒物刺激，用泻剂将毒物排出后，腹泻往往自行缓解，此时可给病人易消化的流质食物，如豆浆、米汤、面糊、藕粉、牛奶等。

(2) 如系毛果芸香碱、毒扁豆碱等中毒，因刺激副交感神经而引起的腹泻，可皮下注射硫酸阿托品，成人每次 0.5 mg，小儿每次 0.01 mg/kg。

(3) 铅中毒用硫酸镁后，可形成不溶性铅并促进排除，使腹泻缓解。

(4) 腹泻严重者，估计毒物已完全由胃肠道排出，则可选用以下止泻药。

①活性炭与洛哌丁胺。

活性炭，成人每次 1～3 g，每日 3 次口服；小儿 5 岁以下每次0.3 g，5 岁以上每次0.6 g。洛哌丁胺（易蒙停），成人每次 2～4 mg，每日 3 次，小儿酌减。

②十六角蒙脱石（思密达）与复方樟脑酊。

十六角蒙脱石：成人每次 1 袋，每日 3 次；小于 1 岁婴儿每日 1 袋，分 3 次口服；1～2 岁，每日 1～2 袋；2 岁以上每日 2～3 袋。复方樟脑酊：成人每次2～5 ml，每日 3 次；小儿每次 0.04～0.06 ml/kg。

（5）腹泻严重者，常伴有脱水、电解质及酸碱平衡失调，应根据具体情况进行纠正。

第四节　水、电解质及酸碱平衡失调处理

一、原因与分类

中毒者尤其是程度较重者，易发生体内的水、电解质及酸碱平衡失衡，若处理不当易导致严重后果。对这类情况的处理，首先应查明中毒者脱水的程度（轻、中、重度），脱水的性质（低渗性脱水：血清钠小于130 mmol/L；等渗性脱水：血清钠为 130～150 mmol/L；高渗性脱水：血清钠大于150 mmol/L；中毒者中常见以等渗性脱水为多，约占 70%），是否有酸中毒（明确其类型及其程度），是否有血清钾及钙的异常。对这些情况的确定，可及时通过中毒者血中电解质及二氧化碳结合力测定或血气分析，并结合病史、临床表现等进行综合分析判断，再依据其诊断结果采取针对性的处理措施。

二、处理方法

(一) 补液

1. 对轻度脱水的处理

轻度脱水是指体液丢失占体重的 5% (50 ml/kg)。患者表现为精神较差，皮肤稍干燥但弹性尚可，口唇略干，尿量稍少。一般不要静脉补液，可应用口服补盐液 (ORS) 或改良 ORS，按每千克体重补液 50~80 ml，在 6 h 内少量多次服完。

2. 对中度脱水的处理

中度脱水是指体液丢失占体重的 5%~10% (50~100 ml/kg)。患者精神萎靡或烦躁不安，皮肤干燥，弹性差，眼窝和前囟明显凹陷，口唇干燥，四肢稍凉，尿量明显减少，应给予静脉补液治疗。

(1) 补液量。

成人 24 h 3 000~5 000 ml，小儿每千克体重 100~150 ml。

(2) 补液成分。

①等渗性脱水：用 1/2 等张含钠溶液，常用 3：2：1 溶液 (3 份 5%~10% 葡萄糖溶液，2 份生理盐水，1 份 1.4% 碳酸氢钠溶液)。

②低渗性脱水：用 2/3 等张含钠液，常用 2：3：1 溶液 (2 份 5%~10% 葡萄糖溶液，3 份生理盐水，1 份 1.4% 碳酸氢钠溶液)。

③高渗性脱水：用 1/3 等张含钠溶液。

(3) 补液方式。

①补液速度：应先快后慢，其中总量的一半应于 8~10 h 内滴完，其余一半应在 16~14 h 内均匀给予。

②补液张力：应先浓后淡，开始给张力较高的液体，以迅速补充累积丢失，后一半液体应用 1/5~1/4 张力，主要是满足生理需要及继续丢失。

3. 对重度脱水的处理

重度脱水是指体液丢失占体重的 10% 以上 (100~120 ml/kg)。

患者呈重病容，精神极度萎靡、表情淡漠、昏睡甚至昏迷、皮肤发灰或有花纹，弹性极差，口渴无尿，因血容量明显减少可出现周围循环衰竭，心音低钝，脉细数，血压下降，四肢厥冷。应通过以下方式进行静脉补液。

（1）补液量。

成人第一个 24 h 补给 4 000～6 000 ml，小儿为 150～200 ml/kg；迅速补充循环血容量，改善循环。

（2）补液成分。

常选 2∶1 等张含钠溶液（2 份生理盐水，1 份 1.4％碳酸氢钠），成人用量 250～500 ml，小儿用量 20 ml/kg 体重，于 30～60 min 内快速静脉滴入或静脉慢推，亦可选 1.4％碳酸氢钠代替 2∶1 等张含钠溶液；继之用 2∶3∶1（2 份 5％～10％葡萄糖溶液，3 份生理盐水，1 份 1.4％碳酸氢钠溶液）溶液快速静脉滴注；血压恢复、循环改善，补液同中度脱水。在治疗中应注意心、肾、脑情况，给以相应处理。

（二）纠正高血钠症

高血钠症可因各种原因所致的水摄入量减少或失水量增多，或钠摄入量增多或体内钠潴留造成。血钠浓度增高时，细胞外液钠量增多，即可引起细胞间质水肿，细胞内水分进入细胞外液而导致细胞内脱水。持续血钠过高，脑细胞因缺水而缩小，脑室及血管扩张；当脑部皱缩时，硬膜及脑之间的血管桥伸展超过一定限度，则易于破裂，可发生硬膜下血肿，矢状窦栓塞。如不及时治疗，可导致死亡或发生中枢神经系统永久性损伤。对高血钠症的处理，可通过补液以降低血钠：一般用 1/4 生理盐水及 3/4 的 5％葡萄糖液的混合低渗液体，其用量按下列公式计算：

缺水量（L）＝体重（kg）×0.5×（PNa/140－1）

PNa 为病人血钠值，140 mmol/L 为正常血钠值。

也可根据病人的失水和失钠量进行补液，静脉滴注的速度宜先快后慢，逐步进行，使血钠缓慢下降，在48 h左右将血钠降至接近正常水平。一般在补液第一天，不需加钾；其后在有尿时，可酌情于1 000 ml的输液中加入 10％氯化钾20 ml，均匀缓慢地静脉滴注。

在补液过程中，应每4 h测验血钠一次，并注意血钾、血钙的水平，以作为相应处理的依据。

（三）纠正血钾

1. 低血钾

（1）主要表现。

有脱水的中毒者常易出现低血钾，即血清钾低于3.5 mmol/L。这类患者的表现有：神经肌肉兴奋性减低，精神萎靡，四肢乏力，腱反射减弱或消失，重者出现弛缓性瘫痪，呼吸肌受累性呼吸变浅；累及平滑肌则出现腹胀、肠鸣音减弱，甚至肠麻痹；低钾可使心肌兴奋性增高，心率增快，出现过早搏动；严重低钾可出现室上性、室性心动过速，甚至室颤；低钾亦可引起心动过缓及传导阻滞，部分病人出现心肌纤维变性及局部灶性坏死；心电图表现 T 波基底增宽、T 波低平或倒置，出现 U 波，在同一导联中 U 波大于 T 波，Q-T 间期延长；低血钾亦可致肾小管上皮细胞空泡变性，影响肾功能。

（2）处理方法。

一般患者每日补给氯化钾 3～5 g（40.2～67.0 mmol），严重缺钾而肾功能良好者，第一天可补钾 8～10 g（100～130 mmol）；小儿一般每日按 3～4 mmol/kg（200～300 mg）；有严重缺钾症状者每日增至 4～6 mmol/kg（氯化钾 300～450 mg/kg）。氯化钾静脉滴注的浓度一般为27 mmol/L，不宜超过40 mmol/L；补钾速度不宜过快，每日补的钾量应均匀地在8 h以上给予。由于细胞内钾恢复较慢，治疗低钾血症应持续补钾 4～6 d。

2. 高血钾

（1）主要表现。

少数中毒者会出现高钾血症，即血清钾大于5.5 mmol/L。主要表现有神经肌肉和心脏症状，神经肌肉兴奋性降低，神萎、嗜睡、肌肉无力；心电图改变为 T 波高尖，底部变窄呈帐篷样；可发生室速、室扑或室颤。

（2）处理方法。

其处理措施主要是停用钾剂、含钾药物及潴钾利尿剂，禁用库存血；当血钾在 6～6.5 mmol/L，心电图正常者给予阳离子交换树脂保留灌肠或排钾利尿剂。当血清钾大于6.5 mmol/L时，应采取以下紧急措施：

①用 10%葡萄糖酸钙缓慢静脉注射拮抗高钾对心脏的毒性。②葡萄糖加胰岛素静脉滴注或 5%碳酸氢钠缓慢静脉注射，促使钾移入细胞内。③应用呋塞米及阳离子交换树脂。④可采用腹膜及血液透析。

（四）纠正钙、镁失衡

正常血清总钙浓度在 2.25～2.27 mmol/L（9～11 mg/dl），一般血钙低于 1.75～1.88 mmol/L（7～7.5 mg/dl），或钙离子低于1.0 mmol/L（4 mg/dl）时可引起低钙抽搐。在补液纠酸过程中，患者因血游离钙浓度下降，出现手足抽搐，成人给 10%葡萄糖酸钙溶液静脉慢推或静脉滴注，小儿可给 0.5～1 ml/kg加入10%葡萄糖溶液50 ml中静脉滴注，每日 1～2 次；如患者仍有抽搐应查血镁，如血镁小于0.75 mmol/L，用 25%硫酸镁溶液每次0.1 ml/kg，深部肌肉注射，每6 h 一次，症状缓解后停用。

（五）纠正酸碱平衡失调

1. 纠正酸中毒。

（1）代谢性酸中毒。

代谢性酸中毒主要由于 H^+ 增加或丢失所致。最常见的原因是急、慢性腹泻，其次是小肠、胰、胆管的引流或瘘管，造成肠液的大量丢失而引起。通常根据血 HCO_3^- 含量可将酸中毒分为轻度（18～13 mmol/L）、中度（13～9 mmol/L）及重度（小于9 mmol/L）。轻度酸中毒的症状不明显；较重的酸中毒出现呼吸深快、心率增快、恶心、呕吐、精神萎靡、烦躁不安，进而嗜睡、浅昏迷；重症酸中毒（pH 小于 7.20）时，心率变慢，周围血管扩张，心肌收缩力下降，排血减少，血压降低，心力衰竭，同时 H^+ 移向细胞内，K^+ 转移到细胞外，可促发心律失常。轻度酸中毒，经病因治疗及机体自身代偿可自行恢复；对中度、重度酸中毒病人常首选碳酸氢钠，直接提供缓冲碱。5%碳酸氢钠5 ml/kg，可提高血碳酸氢盐5 mmol/L。补碱常用计算公式：

应补碱性溶液（mmol）＝（正常碳酸氢盐值－测得值）×0.3×体重（kg）

5%碳酸氢盐1 ml含0.6 mmol碱性物质；有血气分析者，可根据剩余碱（BE）计算剂量：

应补减性溶液（mmol）＝（BE－3）×0.3×体重（kg）

一般可按计算值的2/3补充。

（2）呼吸性酸中毒。

呼吸性酸中毒是由于通气障碍导致体内 CO_2 潴留和 H_2CO_3 增高所致，常见于患呼吸道阻塞和肺部疾病者。主要表现为呼吸系统症状以及低氧血症及高碳酸血症症状，出现呼吸增快，辅助呼吸肌活动加强，镇静药、安眠药中毒呼吸抑制，呼吸节律紊乱；明显的低氧血症，病人出现发绀，心血管功能紊乱，烦躁、嗜睡、意识障碍等神经精神症状；高碳酸血症表现出汗、摇头、皮肤潮红、口唇樱红、瞳孔缩小、脉搏加速、血压升高、肢体颤动、双眼凝视，严重者惊厥、昏迷。血气分析：pH 下降，PO_2 小于8 kPa（60 mmHg），PCO_2 大于6 kPa（45mmHg），SaO_2 小于0.91，为呼吸功能不全；PO_2 小于6.65 kPa（50mmHg），PO_2 不小于6.65 kPa（50mmHg），SaO_2 不大于 0.85 为呼吸衰竭。处理的方法主要是治疗原发病，改善呼吸功能，保持呼吸道通畅，改善缺氧和促进 CO_2 排出。可温湿化吸入氧气（氧气装置的湿化瓶或60 ℃左右的热水），亦可使用超声雾化吸入，同时吸入解痉、化痰、消炎等药物；如并发代谢性酸中毒，血液 pH 值小于 7.20 时，可适当静脉滴注 1.4%碳酸氢钠，成人每次 200～250 ml，小儿 10～15 ml/kg。

2. 纠正碱中毒

（1）代谢性碱中毒。

代谢性碱中毒是由于固定酸丢失或 HCO_3^- 蓄积所致。主要见于长期呕吐，胃管饮食，胃中盐酸丢失过多；亦见于盐皮质激素分泌过多，如原发性醛固酮增多症、库欣综合征等。碱中毒时常见神经系统症状，如头晕、嗜睡，甚至精神错乱或昏迷，呼吸浅慢，血中游离钙减少，可出现手足搐搦症，低氧血症，心排血量减少，心律失常；缺钾可引起碱中毒，碱中毒亦可引起缺钾，因此碱中毒时常有低钾症状。主要是治疗原发病。应用生理盐水纠正脱水，恢复有效循环血量，同时补充氯化钾，经过肾脏代偿调节，多数可恢复；重症病人（血液 pH 值大于 7.60，HCO_3^- 大于 40 mmol/L）可应用氯化铵，肝肾功能不全者忌用；其用量计算：

氯化铵（mmol）=（测得 HCO_3^- －22）×0.3×体重（kg）

给予计算值的半量，配成 0.9%等渗液静脉滴注（1 mmol氯化铵为53.5 mg）；无检验条件，可给予 0.9%氯化铵3 ml/kg静脉滴注，可降低 HCO_3^- 约1 mmol/L；使用过程中注意观察临床症状及监测血气。内分泌疾病引起的代谢性碱中毒，临床上少见，属于盐水治疗无效的碱中毒，治疗较困难，以去除病因为主。

（2）呼吸性碱中毒。

这类碱中毒是由于通气过度，血液中 CO_2 过度减少，血 H_2CO_3 降低所致。常见于神经系统疾病，如脑膜炎、脑肿瘤、脑外伤、人工呼吸机使用不当、癔症、小儿长时间剧烈啼哭、水杨酸盐中毒早期等。突出症状为呼吸加快，其他症状类同代谢性碱中毒。主要是病因治疗，改善呼吸，有抽搐者给予静脉缓慢注射10％葡萄糖酸钙溶液20 ml，小儿每次 0.5～1 ml/kg加入等量葡萄糖溶液中缓慢静脉注射或静脉滴注。

第五节　震颤处理

一、表现与原因

震颤有正常与不正常之分，后者又可分为静时震颤、体位震颤、意向震颤、其他震颤四类。震颤可以是许多毒物中毒的主要体征，如吸入或摄入汞、一氧化碳、锰、铅、砷和磷引起的中毒。其中毒较轻的病例，可表现出像增强的生理性震颤，细微而速度快（每秒 9 个周期），当臂伸出或随意运动时主要影响手指；严重的病例常有粗大的意向震颤，偶尔震颤也在休息时出现，但主动运动时振幅更大。目前关于震颤的处理方法介绍如下。

二、处理方法

（一）给予盐酸苯海索（安坦）

成人开始口服 2～4 mg，每日 3 次；根据病情可逐渐增加到每日20 mg，分 4 次口服。5 岁以上小儿，每次 1～2 mg，每日 3 次。

（二）给予丙环定（卡马特灵、开马君）

成人每次2.5 mg，每日 3 次，以后逐渐增加到每日 15～30 mg，分 3～4 次服用。

（三）给予氢溴酸东莨菪碱

成人口服每次0.2 mg，每日 3～4 次。注意患有青光眼者忌用。

（四）给予左旋多巴

成人开始用量为每次 0.1～0.25 g，每日 2～4 次，以后逐渐增加剂量，每隔 3～4 d 增加 0.125～0.5 g，维持量每日 3～6 g，饭后服。对患有溃疡病、精神病及高血压者慎用。

（五）给予金刚烷胺

采用口服方式，成人每次 0.1 g，每日 2 次；小儿酌减。

第六节　强直处理

一、原因与诊断

各种毒物中毒可引起神经源性肌病的肌强直体征，但需通过血清肌酶测定、电生理及病理活检等方式，与先天性肌强直、强直性肌营养不良、副肌强直以及肌源性肌强直综合征等进行鉴别。对中毒性强直的处置介绍如下方法。

二、处理方法

可对患者应用抗胆碱能药物，如东莨菪碱或盐酸苯海索（安坦），用法见震颤。亦可选盐酸苯海拉明，每次 25～50 mg 口服，每日 3～4 次；肌肉注射每次 20 mg，每日 1～2 次。

第七节　躁动处理

躁动症也是许多毒物中毒常见症状，对这类表现的处理可参选以下方法。

（一）采用地西泮（安定）

口服地西泮，成人每次 2.5～5 mg，每日 3 次。静脉注射 1～3 min 即可生效，一般采用静脉缓注，小儿每次 0.25～0.5 mg/kg；幼儿 1 次不超过 5 mg，婴儿不超过 2 mg；24 h 可重复应用 2～4 次。

（二）采用氯硝西泮

肌肉注射每次 1～2 mg，每日 2 次。静脉注射，成人每次 1～4 mg，小儿每次 0.02～0.06 mg/kg。

（三）采用苯巴比妥钠

肌肉注射，成人每次 0.1～0.2 g，小儿每次 5～8 mg/kg。口服，成人每次 15～30 mg，每日 3 次；小儿每次 0.5～2 mg/kg，每日 3 次。

（四）采用水合氯醛

口服 10% 溶液，成人每次 10～15 ml；小儿每次 0.3～0.5 ml/kg 稀释后服下。灌肠，成人每次 15～20 ml；小儿剂量同口服，稀释 2 倍后一次灌入。

第八节　体温异常处理

一、表现与原因

人体的正常体温，是由大脑皮质和下丘脑体温中枢通过神经体液的调节作用，使体内生成热量与散发热量保持动态平衡。当体温在 34～36 ℃ 称为低体温，口表测定值大于 37.3 ℃，肛表测定值大于 37.6 ℃，每日内波动升高 1 ℃ 以上即属于发热。在药物、食物中毒中，如安眠剂中毒、使用阿托品逾量、饮酒过量等，引致体温异常亦颇常见。

二、处理方法

对中毒者体温异常的处理，重在去除病因，有感染或脏器功能不全应对症处理。另外需注意调整环境及室内温度，使增温、降温平稳，不宜忽高忽低，波动太大易影响人体的调节。体温在39 ℃以上者可温水擦浴，水温宜在38 ℃左右，擦抹四肢或躯干胸背；亦可用冷生理盐水灌肠，头部、颈动脉、腋下及腹股沟处放置冰袋，以助降温。小儿高热除上述物理降温外，可用安乃近滴鼻退热，也可用退热栓纳入肛内。有人主张高热时成人给予琥珀酸氢化可的松 $100\sim200$ mg，小儿 $5\sim10$ mg/kg，加入 $5\%\sim10\%$ 葡萄糖溶液中缓慢静脉滴注，使血管扩张散热。发热小于38.5 ℃者，慎用退热剂以免影响体液丢失，甚至加重中毒症状，尤其是老人及身体衰弱者由于退热易引起大汗导致休克。

对体温过低者，应积极进行病因治疗。如病人休克，应补液输血抗休克治疗；如果是麻醉剂中毒，采用相应的解毒措施，同时给予适当保暖，以防周围循环衰竭；体温过低（35 ℃）时可将四肢浸于温热水中（不能高于42 ℃），室温调至38 ℃，也可用毛毯包盖。

第九节　呼吸功能障碍处理

一、常见原因

各种中毒原因导致的中枢神经系统和呼吸中枢功能不全、呼吸肌麻痹或（和）有肺部病变，发生通气、换气功能失常，产生呼吸频率、节律及幅度改变时统称为呼吸功能障碍，重者可演变成呼吸衰竭。呼吸障碍常见原因有应用大剂量安眠剂、麻醉剂，有机磷农药中毒、高浓度的硫化氢气体、煤气中毒等，致呼吸中枢抑制而发生呼吸功能障碍。

二、主要表现

呼吸功能障碍的表现，轻者出现烦躁不安、呼吸急促，重者意识不清、呼吸节律失常；唇及指端发绀；眼结膜充血水肿，瞳孔缩小，眼底可能有水肿；心率增快，血压波动，重者心肌缺氧，收缩乏力，出现心律失常。血气分析呈现低氧血症或高碳酸血症，PO_2 降低，PCO_2 升高或降低，出现呼吸性碱中毒、呼吸性酸中毒等酸碱失衡现象。

三、处理方法

（一）提高肺通气量

对出现呼吸障碍者应立即设法维持呼吸道通畅，使患者的头向后仰，排除呼吸道分泌物，必要时进行气管插管，予以 50% 以上的氧吸入或送入高压氧舱（高压氧舱不适用于缺氧伴有二氧化碳潴留者及 PCO_2 高者）。吸入 50% 浓度氧无效后则可采用呼气末正压呼吸以防呼气末肺泡不张以利通气/血流比例协调。酌情做呼吸器械通气。

（二）改善肺功能

应积极改善肺功能，中毒病人出现呼吸功能障碍往往有支气管痉挛伴有肺动脉压增高，可选用地塞米松 5～10 mg或琥珀酸氢化可的松 200～400 mg，静脉给药，儿童酌情减量；注意中毒病人的心脏代偿功能、是否有冠心病及高血压等，严格控制输液量及速度，避免加重心脏前负荷而影响肺换气。呼吸障碍早期，成人可使用 β 受体激动剂如特布他林2.5 mg口服，每日 2～3 次；或沙丁胺醇 2.4～4.8 mg口服，每日 3 次；或丙卡特灵 25～50μg，每日 2 次；亦可静脉滴注氨茶碱。对于中毒所致的呼吸抑制，如服用安眠药等呼吸抑制剂过量，其低通气是以中枢呼吸抑制为主，故呼吸兴奋剂的疗效较好。目前常用纳洛酮。对于神经系统导致的呼吸抑制及呼吸肌麻痹、肺炎、肺水肿等以换气障碍为特征的呼吸抑制，呼吸兴奋剂有害无益，应列为禁忌。并且引发肺部感染、肺水肿或呼吸衰竭等，立即给以相应处理。

第十节　循环功能障碍处理

一、常见原因

引起循环功能障碍的原因很多，常见的有大量服用安眠剂、急性有机磷农药及硝酸盐类中毒，损害大脑皮质及延髓，血管舒缩功能失调；误食大量含毒野蕈、腐败肉食或食物赤霉菌污染，引起剧烈呕吐腹泻，体液丧失过多，血容量严重不足，发生循环障碍；严重的全身性感染，体温过高。细菌毒素，神经体液介质激活，免疫系统释放多种细胞因子，作用于血管中枢及微血管，引起严重的循环功能障碍。

二、主要表现

循环功能障碍是指机体内体液稳态严重失常，血液循环不良或濒于循环衰竭危象。表现为神经萎靡、反应迟钝、昏睡、呼吸不匀、脉细数、肢冷、肢端发绀、皮肤花纹、心音低钝、血压不稳等周围循环衰竭现象。

有循环功能障碍者，尿量减少，每小时少于25 ml，尿钠含量少于20 mmol/L；血压降低，当收缩压小于10.7 kPa时为休克前期，脉压变小，心脏排出量（CO）减少，心排血指数（CI）低于41.68 ml·s^{-1}/m^2 中心静脉压减小。

三、处理方法

（一）原则

治疗循环功能障碍，应注意迅速改善循环血容量，维护心肌功能，提高有效心排血量，调节血管张力，纠正内环境紊乱，以利组织器官血液灌流，避免 DIC 发生。

（二）方法

（1）迅速将病人送入急救监护室（ICU）监护，及时了解患者心、肺功能并进行必要的检查。

（2）根据具体情况补液扩充血容量，一般给生理平衡盐液，用量1 000～1 500 ml。有严重低钠血症并发酸中毒者可静脉滴注1.4％碳酸氢钠溶液，应注意晶体与胶体并用，常选用 6％右旋糖酐、鲜血浆、人体白蛋白等。

（3）使用血管活性药物，临床多采用兴奋 β 受体为主的药物，以扩张血管并增加肾脏血流量，同时使用多巴胺20 mg 与间羟胺10 mg加入200 ml 5％～10％葡萄糖溶液中，每分钟 16～20 滴；若有心脏前负荷过重，肺毛细血管楔压或肺动脉高压者，则多巴胺按上述剂量与东莨菪碱 0.01～0.03 mg/kg加入 5％葡萄糖溶液中缓慢静脉滴注。

（4）增强心肌收缩功能，使用心肌正性肌力药物，一般选用毛花 C 0.4 mg 静脉慢推，或0.2 mg肌肉注射，6～8 h 一次，共2 次；小儿 0.03～0.04 mg/kg，首次用计算量的一半，1/4 量8 h一次，共 2 次。地高辛口服，一般0.25 mg，每日 2 次，2～3 d后减为维持量；小儿 0.03～0.05 mg/kg体重，分 4 次2 d服完，第三日用 1/4 量维持。亦可用多巴胺及多巴酚丁胺静脉滴注，1,6－二磷酸果糖静脉滴入，成人5 g/d；小儿 100～250 mg/kg；门冬酸钾镁 10～20 ml加入 5％葡萄糖液中静脉滴注。以上治疗能有效地改善心脏功能。

第十一节　支持疗法

一、支持疗法的意义

在中毒病人抢救过程中，除解毒及其他必要的治疗外，尚须采取各种有效措施，提高机体的抵抗力，使其能够安全度过危险期。因此对病人必须细心护理，加强营养，并防止继发感染的发生。

二、处理方法

对中毒者的支持疗法应注意以下几个方面。

（一）加强护理

多与中毒者沟通，解除心理负担；密切观察中毒者身体各方面的变化与用药反应，注意饮食起居等。

（二）加强营养

尤其当病人处于昏迷状态时，应根据需要给予相应的营养支持。①供给高糖、高蛋白、高维生素的饮食。②对严重中毒病人，可静脉滴注 10% 葡萄糖溶液，热量应尽量满足每日基础代谢的需要，不足者可以用 50% 葡萄糖溶液、脂肪乳及适量氨基酸，所谓全肠外营养（TPN）。

病情好转，患者按需要尽量采取鼻饲法或喂食法，以保证全面的营养供给。根据病情，注意食物内容的调整，如血糖升高者，则应限制碳水化合物；忌用含脂肪食物者，宜供低脂肪食物；有需要控制钠、钾、钙等电解质时，则在饮食中进行调配。

（三）维持水和电解质平衡

对中毒病人应记录每日出入量及输液。正常成人每日需水量一般为 35~40 ml/kg，小儿每日为 60~90 ml/kg，（每供给100 J

热量，应给液体150 ml），输入总量须根据当时心肺功能状况而定，同时注意输液的速度、维持电解质平衡。

（四）增强机体免疫功能

重症中毒者体内应激反应强烈，热量与氮质比例失调，导致体内辅助 T 淋巴细胞减少，使 CD_4/CD_8 比例降低。在抢救中使用脂肪乳剂作非蛋白热源以提高病人蛋白质合成，促使体内氨基酸直接合成补体 C_3、β 因子、转铁蛋白、白蛋白等。输注含有适量精氨酸的氨基酸液可增加 T 淋巴细胞有丝分裂和白细胞介素的效应，激活巨噬细胞、自然杀伤细胞（NK）及 LAK 细胞的活性，以提高免疫功能。近来使用转移因子、云芝多糖、香菇多糖、胸腺素、干扰素、免疫球蛋白、免疫核糖核酸等均可调整机体免疫功能，增强机体抗病能力。

（五）给予全血、血浆和白蛋白

对伴有贫血者，应输全血；若有低蛋白血症时，可输全血、血浆或白蛋白，使血清总蛋白提高到60 g/L以上，白蛋白30 g/L以上。

（六）防治感染

注意不使中毒者遭受感染，发现有感染迹象，立即应用抗感染药物。

第七章　中毒者的氧疗应用

氧疗是临床上常用的治疗手段，其作用是：①通过增加吸入的氧浓度，提高肺泡氧分压，纠正低氧血症。②低氧血症和缺氧及其引起的酸中毒可刺激呼吸中枢，导致代偿性反应，使呼吸频率加快、通气量增加，引起呼吸肌肉做功增加，结果呼吸氧耗增加，如此可形成恶性循环，导致低氧血症加重。提高吸入氧浓度，可降低机体对通气的需要，从而降低呼吸功。③低氧血症或缺氧可引起心血管系统发生代偿性反应，心率增快、心排血量增加、外周血管收缩、血压升高，其结果是心肌做功增加，心肌氧耗增加，可加重心肌的氧供和氧需的失衡。提高吸入气氧浓度，纠正低氧血症，可缓解心血管系统的代偿性反应，减少心肌做功。

第一节　氧疗方式

由于氧疗在临床治疗中的作用，至今已发明了多种氧疗方式，如面罩法吸氧和鼻导管法吸氧、高压氧舱和呼吸机个体给氧；这些方法的共同点均是通过呼吸道吸入比空气浓度高的氧气，治疗缺氧性疾病。近年来又创立了高氧液疗法、光量子血疗和体外膜肺氧合疗法，为无法及时开放气道或气道开放困难以及严重肺损伤者提供了有效给氧方式。

一、吸氧

吸氧方式多是通过与氧气瓶、氧气枕相连的鼻导管或面罩给氧，给氧浓度一般在 40%～60%，氧流量一般控制在 6～10 L/min。

二、机械通气

机械通气是利用机械装置来代替、控制或改变自主呼吸运动的一种通气方式。机械通气装置可分为定容型（容量转换型）、定压型（压力转换型）、定时型（时间转换型）、高频通气、简易球囊式呼吸。可根据患者的病情需要做出选择。

三、高氧液疗法

是以临床常用液体（如 5%葡萄糖溶液、生理盐水、平衡液等）为基液，利用光化学溶氧技术，使常规液体内的氧分压提高5～6 倍后，直接输入静脉的一种给氧方式。这种方法不依赖血红蛋白的携氧能力，通过提高血浆中的氧分压和氧饱和度，以溶解氧的方式直接向组织细胞供氧的新型给氧治疗方法。

四、光量子血疗

是利用紫外线照射红细胞，使细胞表面电荷发生改变，细胞膜气体通透性增加，使红细胞易与氧结合，血氧饱和度显著增加，以改善组织缺氧。光量子血疗设备简单，易于操作，一般基层可开展。尤其在无高压氧舱或患者有高压氧舱治疗禁忌证的情况下使用，是供氧的一种有效的重要手段。

五、体外膜肺氧合治疗

是通过静脉插管至右心房，将静脉血引入氧合器进行氧合以提高氧分压，然后回输。重度中毒患者，呼吸受到抑制，呼吸道分泌物增加，肺间质水肿，肺通量下降，即使有足够的氧压，也难经呼吸进入肺泡，进行气体交换供组织利用。通过体外膜肺氧合治疗，可使氧分压升高，同时通过氧合器也为有害气体的排出增加了一条途径。但此法较复杂，设备条件要求较高，限制了广泛应用。

六、高压氧治疗

病人在高压氧舱内呼吸超过100 kPa的纯氧治疗疾病的方法，称为高压氧疗法。在高压氧舱内所加的压力称为附加压，1个大气压的附加压称绝对压（atmosphere absolute，ATA）。临床治疗的压力单位以绝对压（ATA）计算，单位为 kg/cm^2。氧在混合气体中独自产生的压强称为氧分压，超过20.96 kPa（0.2 ATA）的氧分压，称为高分压氧；溶解在液体中的氧分压，称氧张力。

第二节 氧疗在急性中毒救治中的应用

高压氧治疗目前在临床各科已广泛应用，本节主要介绍高压氧治疗急性中毒的作用、方法、适应证、禁忌证及其并发症与处理。

一、治疗作用

在高压氧环境下，人体可通过呼吸和皮肤毛孔摄入大量氧，然后再通过肺泡和毛细血管扩散进入血液，使血液的含氧量增加，改善机体组织细胞的缺氧状态。在急性中毒的救治中采用高压氧治疗，就是利用高压氧的这一作用达到如下目的：①使机体增加血氧含量、氧分压及氧扩散能力，改善全身缺氧状况；②使脑血管收缩，脑血流量减少 11%～18%，从而减轻脑水肿，改善脑缺氧；③使锥动脉血流量增加，从而激活酶系统和增加脑干的血液供应量，促进昏迷患者的促醒及维持生命功能；④增强红细胞可变性，降低血液黏度，抑制血液凝固系统，改善微循环的作用；⑤在高压氧的作用下，冠状动脉血流量虽减少，但血氧含量增加，心肌缺氧改善；⑥肝血流量增多，增强肝细胞的代谢与解毒能力；⑦对缺血肾具有一定保护作用；⑧增加视网膜组织氧含量，但对视网膜血管有收缩作用。

二、治疗方法

一般采用在压力为 2～3ATA（2 atmosphere absolute，2 个大气压）下吸纯氧 60～80 min，中间吸空气 10 min，每日 1～2 次。疗程长短根据中毒者的病情而定。

中毒者进入高压氧舱的三个操作阶段：升压阶段，20 min；稳压阶段，在 2～3 个标准大气压下，吸氧 60 min，中间休息 10 min；减压阶段，20～30 min。

三、适应证

应用高压氧治疗急性中毒的主要适应证，除急性脑缺氧、脑水肿、窒息或心搏骤停外，还有一些有害气体的急性中毒，如一氧化碳、硫化氢、氰化物、氨气、光气中毒等。

四、禁忌证

对患有颅内出血、气胸、纵隔气肿、恶性肿瘤、青光眼、视网膜剥离、急性百草枯中毒者，应视为绝对禁忌证。对患有严重肺气肿（疑有肺大疱者）、肺囊肿及肺部感染、活动性肺结核、上呼吸道感染导致耳咽管阻塞、急性中耳炎、心动过缓、心脏传导阻滞、血压超过 24/16 kPa（180/120 mmHg）、凝血机制异常、精神异常、重症甲状腺功能亢进症、月经期与妊娠 3 个月内及高度近视等患者，在考虑应用高压氧治疗时，必须权衡利弊后，再决定是否采用高压氧治疗。

五、常见并发症与处理

关于高压氧治疗急性中毒的并发症，常见的有以下几类。

（一）中耳气压伤

患者在经历高压氧治疗后，出现的主要表现有剧烈耳痛、鼓膜充血、中耳腔有渗出液。这类并发症的出现，并可同时出现神经性耳聋、前庭功能紊乱，如眩晕、行走偏斜等。

（二）鼻旁窦气压伤

患有这类并发症者的主要表现为：①在高压氧舱升压时，出现剧烈头痛，头痛部位与气压伤累及部位有关；②在高压氧舱减压时，或减压后从鼻腔内流出血性分泌物。这类并发症可以预防，一旦发生需五官科医生协助处理。

（三）减压病

这一并发症主要因减压过快，使溶解在血液中的大量氧气外逸形成气泡，并在血管内外造成栓塞和挤压所致。这一并发症的预防，应根据病人体质情况、病情轻重等个体差异，制订加压及减压方案，严格按照预订方案进行减压，不可任意改动。一旦发生减压病，迅速再用高压氧治疗。

（四）氧中毒

在高压氧治疗中，一般认为在常压下连续吸纯氧超过 12～24 h，2ATA 连续吸纯氧超过 4～6 h，3ATA 吸纯氧超过 2 h，有可能引起氧中毒。因此长时间吸入高浓度氧或高压下吸氧，一定要警惕氧中毒的发生。实验与实践表明，3ATA 以上吸氧以发生神经型氧中毒为主，表现为癫痫发作；2～2.5ATA 以下及常压下长时间吸纯氧易致肺中毒，若有肺损害者更易发生。因此氧中毒除个体差异外，主要与压力与吸氧时限有关，一般认为在 2ATA 下吸氧，以 2～3 h 为宜；在 2.5ATA 下吸氧，以 1.5 h 为宜；在 3ATA 下吸氧，以 1 h 为宜。在实际操作中，严格执行预订的治疗方案，氧中毒是可以预防的。

第三节　氧疗作为主要措施在中毒救治中的应用

一、促进中毒性心肺脑复苏

对某些较严重的急性中毒引起的心、肺、脑损害，采用高压氧治疗，若使用得当可获得良好效果。

（一）应用指征

在对严重中毒性心肺脑进行复苏中，应用高压氧治疗的指征：①有心脏停搏时间超过4 min，结合临床情况提示缺氧性脑损害严重者。②心肺复苏后，呼吸循环功能不稳定，心音微弱，心律失常，低血压及（或）末梢发绀，全身缺氧情况明显，并发肺水肿，严重影响气体交换者。③全身性抽搐反复发作，止痉药物效果不佳，提示脑缺氧、脑水肿严重者。④出现早期神经系统受累征象者。⑤心肺功能恢复，生命体征稳定，但持续昏迷而未进入脑死亡，可施行长疗程高压氧治疗。

（二）应用方法

对严重中毒性心肺脑进行复苏中，应用高压氧治疗的方法，主要是把握好进入高压氧舱的时机，制订适宜的治疗方案。

1. 把握进入高压氧舱的时机

最好是在心肺脑复苏患者恢复自主循环和呼吸后，进入高压氧舱作高压氧治疗较为有利；并且应及早开始，争取在未发生感染前进行。

2. 制订适宜的治疗方案

对心肺脑复苏患者的高压氧治疗方案，应根据具体病情制订。一般选用200～250 kPa（2～2.5ATA）吸纯氧40～50 min，每日1～2次。也可采用全程给氧法，即加压阶段给氧，稳压阶段吸氧

60~80 min，其间间歇5 min；减压阶段也给氧。如病人在高压氧下病情稳定，减压或出舱病情恶化，则可延长在高压氧舱停留时间，适当增加治疗次数，间歇期予以脱水降颅压等综合治疗。但延长在高压氧舱停留时间，应注意防止氧中毒，当病情改善后氧浓度宜控制在60％以下。

3. 注意事项

在脑复苏中应用高压氧治疗时，应注意的问题：①需同时采取亚低温疗法及脱水利尿、降低颅内压等综合治疗；②警惕氧中毒，长时间过度供氧可致肺泡表面活性物质产生不足，引起肺不张或肺实变；故在高压氧治疗中应随时检查肺部，必要时复查胸片，对应用高压氧治疗次数与时间做出综合分析，权衡利弊。一般认为不能把意识恢复与否作为继续应用高压氧治疗的绝对指征。

二、救治一氧化碳中毒

（一）作用原理与效果

高压氧治疗一氧化碳中毒，虽然不是这类中毒治疗中的唯一方法，但高压氧治疗对一氧化碳中毒的疗效肯定；因此，原则上对一氧化碳中毒者的处置，不宜在没有高压氧舱的医疗单位久留。高压氧治疗一氧化碳中毒的作用，可迅速提高中毒者血氧含量，增加血氧张力，加速碳氧血红蛋白（COHb）的离解。如中毒者在常压下呼吸空气，其体内的一氧化碳半廓清时间为300 min，而在2ATA吸纯氧状态下，其半廓清时间为8.6±1.9 min；其治疗有效率可达95.3％~96.8％。因此，高压氧治疗一氧化碳中毒，不仅可起到病因治疗作用；并且对中毒者的脑水肿有促醒作用，对迟发性脑病高危者也有预防迟发性脑病发生的作用。对已发生迟发性脑病的一氧化碳中毒者，也应立即给予高压氧治疗，即使病程较长，仍可应用；国内经验通过坚持多次疗程（每个疗程一般为10 d，每天2次）取得良好效果。

（二）应用指征

关于高压氧用于一氧化碳中毒治疗的指征，需注意以下几方面。

（1）一氧化碳中毒者血中 COHb 水平大于 40%，且伴有较明显的临床异常表现，特别是并发有肺水肿及（或）意识障碍者，应尽早采取高压氧治疗。

（2）一氧化碳中毒者出现神经系统阳性体征及（或）精神异常者，不论其血中 COHb 的绝对水平多高，应尽快采取高压氧治疗。

（3）一氧化碳中毒后半年乃至 1 年之内，仍有神经系统后遗症者，仍可采用高压氧治疗。

（二）应用方法

对一氧化碳中毒者采用高压氧治疗应越早越好。治疗压力多为 2～2.5ATA，疗程根据病情轻重而定，对轻度中毒者 5～7 次，对中、重度者 10～30 次，对有中毒后遗症者可延用 40 次以上。

（三）注意事项

应用高压氧治疗一氧化碳中毒，需注意的问题有以下几个方面：

（1）对急性一氧化碳中毒伴有昏迷者，经高压氧治疗 3～5 次后已复苏者，还应继续治疗，直到病情稳定，以防症状复发或发生中毒后遗症。

（2）对中度、重度一氧化碳中毒者，除了采用高压氧治疗外，还应采取利尿脱水、降颅压等综合疗法。

三、救治硫化氢中毒

（一）作用原理与效果

硫化氢进入血液后与氧化型细胞色素氧化酶中的三价铁结合，

使其不能还原，从而阻断细胞氧化过程，导致组织缺氧而发生细胞内窒息。此外吸入高浓度硫化氢，还可强烈刺激颈动脉窦，反射性引起呼吸停止；亦可直接麻痹呼吸中枢而致电击样死亡。采用高压氧救治这类中毒者，能迅速增加血氧含量，增强氧的弥散，有效改善组织缺氧，特别是有利于阻断脑缺氧、脑水肿引起的恶性循环。

（二）应用方法

采用治疗压力 0.25 MPa，可用微阻力面罩供氧，一般加压、减压时间 20～30 min，稳压 70 min，吸纯氧 60 min，中间休息 10 min，每天 1 次，10 次为一个疗程。根据中毒者病情确定疗程数。

（三）注意事项

救治硫化氢中毒应用高压氧的几个应注意的问题。

（1）对高浓度（1 000 mg/m^3 以上）硫化氢引起的电击样死亡，在脱离现场后立即施行心肺脑复苏术，同时应尽快给予高压氧治疗，可取得较好疗效。

（2）对出现昏迷、脑水肿的中毒者，除有明确禁忌证外，应尽快进行高压氧治疗。

（3）急性硫化氢中毒常可致迟发性弥漫性心肌损害和迟发性脑病的发生，及时给予高压氧治疗可预防这些迟发性疾病的发生。

四、救治氰化物中毒

（一）氰化物中毒原理

常见的氰化物有氰化氢、氰化钾、氰化钠、丙烯腈等，这类毒物在人体内可迅速析出氰离子（CN^-），是一类具有剧烈毒性的细胞原浆毒（氰化氢 0.06 g 即可致死）；可阻止细胞线粒体内氧化型细胞色素氧化酶中三价铁的还原，亦可阻断氧化过程中电子传递，使组织细胞不能利用氧，导致细胞内窒息。如吸入高浓度氰化氢，可因呼吸中枢麻痹而迅速致死。

（二）氧疗对氰化物中毒的效果

对氰化物中毒者在应用药物抢救的同时，给予高压氧治疗能迅速提高动脉血氧分压，促进氰化细胞色素氧化酶离解，使其平衡向逆反应方向移动（细胞色素氧化酶$+CN^- \rightleftharpoons$氰化细胞色素氧化酶），从而减低氰离子的细胞毒性作用。但对氰化物中毒者进行高压氧治疗时，应注意以下问题：若高压氧舱为单人舱，药物治疗应在病人进舱前进行；若为多人舱，则药物治疗与高压氧治疗应同时进行。

对氰化物（无论是无机物或是有机物）的急性中毒病例，经现场抢救后，如有意识障碍或估计病情可能恶化，应及时给予高压氧治疗。

五、救治光气中毒

光气为无色气体，具有发霉干稻草样气味。光气中毒的突出症状是肺水肿。国内关于应用高压氧治疗光气中毒的报道认为其疗效显著，特别是能较快地消除肺部啰音，控制肺水肿，十分有效地改善肺通气；可见 X 线胸片所表现的肺水肿特征性大片阴影消失。但由于光气中毒已致肺组织损伤，因此应用高压氧治疗要警惕肺氧中毒。在治疗中要严格控制压力与吸气安全时限。

六、救治二氧化碳中毒

二氧化碳在正常大气中的浓度为 0.03％，如吸入高浓度（8％～10％）的二氧化碳，则可使机体迅速缺氧窒息而致昏迷、全身抽搐致死。对有昏迷、抽搐的严重二氧化碳中毒者，如有条件，应尽早在高压氧条件下，采取综合治疗。

七、救治霉变甘蔗中毒

霉变甘蔗中毒的主要机制是其病原菌（节菱孢霉菌）产生的

一种神经毒素，广泛损害中枢神经系统，干扰细胞内酶的代谢，使毛细血管的通透性增高，从而引起脑水肿，继发脑疝等严重症状。目前对霉变甘蔗中毒采用高压氧治疗的方法，是让病人在 197.6～296.41 kPa（2～3ATA）下吸纯氧，以迅速提高血氧含量及氧张力，可有效控制中毒者并发脑水肿。

八、救治亚硝酸盐中毒

对急性亚硝酸盐中毒者，在综合治疗的基础上，采用高压氧（2ATA下面罩吸氧2 h，每日一次）治疗，连用 2～3 d，可获得良好效果。

九、救治缺氧环境猝死

在缺氧环境发生猝死，或中毒者出现较严重的意识障碍，在施行复苏的同时，应迅速进行高压氧治疗。

十、救治中毒性脑病

对某些亲神经毒物中毒或其他毒物中毒后所致的急性中毒性脑病，脑水肿为其主要病理表现。高压氧应作为主要治疗措施之一。

第四节　氧疗作为辅助措施在中毒救治中的应用

某些毒物引起的急性中毒，虽具有相应的特效治疗方法，但高压氧治疗可作为有效的辅助治疗措施。

一、辅助救治中毒性高铁血红蛋白血症

对急性中毒性高铁血红蛋白血症的治疗常用亚甲蓝，可取得较好的疗效，但若病情危急，亚美蓝的疗效不理想时，可考虑给

予高压氧治疗。值得注意的问题是：引起高铁血红蛋白血症的毒物，有的可同时引起溶血，而高压氧有促进溶血的作用。

二、辅助救治有机磷杀虫剂中毒

对急性有机磷杀虫剂中毒的常规治疗，以复能剂及抗胆碱能药物为主，一般不用高压氧治疗。但有报道，若这类中毒发生严重中毒性脑病时，应用高压氧治疗具有辅助效果。

三、辅助救治其他毒物中毒

关于高压氧在其他毒物中毒救治中的应用，目前见有报道的有急性四氯化碳、巴比妥类药物等中毒，采用高压氧治疗具有辅助效果。

第五节　氧疗在中毒救治应用中的未决问题

目前关于高压氧在急性中毒救治中的应用，还存在许多争议未决的问题。

一、关于急性刺激性气体中毒的应用

关于高压氧用于急性刺激性气体中毒性肺水肿治疗，建议应注意以下几个方面的问题：

（1）要全面分析病情，充分估计应用后的利弊，再做决定是否采用高压氧治疗。

（2）密切注意中毒者气胸、纵隔气肿的发生。

（3）应用高压氧的压力要略低于常规应用压力，时间也宜缩短；应用后要逐渐减压。

（4）在应用高压氧治疗的同时，要及时进行综合性治疗。

二、关于急性刺激性气体中毒性肺水肿应用

有认为高压氧为治疗急性刺激性气体中毒性肺水肿的禁忌证。但近年来国内有应用高压氧治疗急性氯气、氨气、氮氧化物、光气等化学物中毒，认为高压氧可迅速纠正这些中毒者的缺氧，并可使呼吸道内压力增高，有利于预防肺水肿及缩小、消除呼吸道内的泡沫。但也有反对意见，如有报道采用试验性治疗发现高压氧对动物急性光气中毒无效；用大鼠造成急性氯气中毒模型采用高压氧治疗，结果动物在高压氧舱内呼吸平稳、一切良好，但出舱后立即出现严重呼吸困难、昏迷、抽搐、继之死亡。分析其原因，可能与未行综合治疗及减压太快，以致反跳有关。还有 3 例急性四氟乙烯裂解物中毒，出现肺水肿和意识模糊，经高压氧治疗后肺水肿减轻、意识恢复，但治疗3 d后，1 例开始表情淡漠，数小时即出现明显呼吸窘迫，随即昏迷、死亡；另 2 例也先后出现类似变化，在短期内死亡。经尸体解剖其中的第 2 例，发现肺部有明显弥漫性纤维化；分析认为这类毒物有致肺纤维化的作用，而高压氧仅起到一过性改善机体缺氧作用，未能控制病情发展，可能促进了肺纤维化。

参考文献

［1］张彧. 急性中毒［M］. 西安：第四军医大学出版社，2008.

［2］张东晋，董定龙. 生产现场伤害和急救［M］. 北京：化学工业出版社，2005.

［3］任引津，张寿林，倪为民，等. 实用急性中毒全书［M］. 北京：人民卫生出版社，2003.

［4］孟昭全，李芳，张春之，等. 实用农药中毒急救［M］. 北京：人民卫生出版社，2004.

［5］朱子扬，龚兆庆，汪国良. 中毒急救手册［M］. 2 版. 上海：上海科学技术出版社，1999.

［6］柴枝楠，张国强. 药物中毒急救速查［M］. 北京：人民军医出版社，2009.

［7］陈建明. 农药中毒救治新方法［M］. 北京：人民军医出版社，2011.

［8］陈建明. 有机磷农药中毒理论与临床新解［M］. 北京：人民军医出版社，2008.

［9］杨立佩，赵素焕，刘凤奎，等. 常见中毒与实用急救措施［M］. 北京：北京科学技术出版社，2012.

［10］宋少江，彭缨，王淑君. 危险化学试剂中毒与救治［M］. 北京：人民军医出版社，2008.

［11］王质刚，主编. 血液净化学［M］. 3 版. 北京：北京科学技术出版社，2010.

［12］陈香美，主编. 血液净化标准操作规程［M］. 北京：人民军医出版社，2014.

［13］黎磊石，刘志红. 中国肾脏病学［M］. 北京：人民军医出版社，2008.

［14］陈香美. 腹膜透析管理标准操作规程［M］. 北京：人民军医出版社，2010.

［15］刘志红. 血液净化技术新进展与发展设想［J］. 解放军医学杂志，2011，36（2）：99-103.

［16］和翠春，张桂花，李秀英. 洗胃前用硫酸铜催吐的疗效观察［J］. 现代医药卫生，2007，23（17）：2630.

［17］刘彩凤. 延长胃管插入长度的效果分析［J］. 吉林医学，2013，34（1）：144-145.

［18］陈利萍. 洗胃胃管插入长度的探讨［J］. 医学信息，2011，24（11）：105.

［19］王增泉. 浅谈服毒患者洗胃时体位的选择与探讨［J］. 中国实用医学，2008，3（3）：81-82.

［20］桂宝嘉，高华，潘云中. 胃造口术洗胃抢救急性敌敌畏中毒［J］. 云南医药，1988（2）：128.

［21］彭星霞. 洗胃常见并发症的预防和处理［J］. 现代中西医结合杂志，2006，15（17）：2374-2374.

［22］王凤娟. 33％硫酸镁与20％甘露醇口服作肠道准备的疗效观察［J］. 镇江医学院学报，2001，11（6）：847-847.

［23］张爱琴. 结肠镜术前肠道准备全肠灌洗液给药时间探讨［J］. 安徽卫生职业技术学院学报，2005，4（2）：42-43.

［24］赵春米. 血液透析急性并发症的病因及处理体会［J］. 基层医学论坛，2014，18（13）：1766-1767.

［25］俞雨生，王金泉. 腹膜透析在终末期肾衰患者治疗中的优点和缺点［J］. 肾脏病与透析肾移植杂志，2007，16（2）：182-186.

［26］俞雨生. 残余肾功能状态是选择腹膜透析的关键［J］. 肾脏病与透析肾移植杂志，2011，20（3）：255-256.

[27] 孙宏志，胡家昌，李艳辉. 腹膜透析救治急性中毒的研究进展 [J]. 临床荟萃，2007，22 (3)：217-218.

[28] 林金秤，汤显湖. 血液灌流在急性中毒中的临床应用 [J]. 中国社区医师：医学专业，2010，12 (29)：53-54.

[29] 陈香美. 血液净化标准操作规程 [M]. 北京：人民军医出版社，2010.

[30] 陶静，季大玺. 间隙性高容量血液滤过的临床应用 [J]. 肾脏病与透析肾移植杂志，2007，16 (1)：76-79.

[31] 徐方林，李峰，杨洪光，等. 连续性静脉-静脉血液滤过治疗急性重度中毒的临床研究 [J]. 中国现代医药杂志，2009，11 (10)：30-32.

[32] 李龙凯，关广聚. 血液净化技术临床应用进展 [J]. 山东医药，2003，43 (22)：61-62.

[33] 陆一鸣. 急性中毒的血液净化治疗：方法与指征 [J]. 中华急诊医学杂志，2002，11 (4)：281-282.

[34] 雷泓. 血液净化技术在急性中毒救治中的临床应用 [J]. 医药前沿，2014 (8)：48-49.

[35] 陈康林. 血液净化在急救医学中的发展与启示 [J]. 医学与哲学，2000，21 (5)：31-32.

[36] 李鹏，汪丽香. 血液净化在急性中毒治疗中的应用 [J]. 中国社区医师：医学专业，2012，14 (14)：99-100.

[37] 李美茹，刘秀芬. 维生素 C 的作用 [J]. 生物学教学，2006，31 (10)：75.

[38] 张强华. 震颤的鉴别诊断 [J]. 国外医学参考资料：内科学分册. 1974，(3)：126-130.

[39] 姚朝亚，解渊，丁新生，等. 神经源性肌损害伴肌强直表现 [C] //第十一届全国神经病学学术会论文汇编，2008：511-512.

[40] 齐莫寒，崔红艳. 高压氧治疗急性硫化氢中毒 40 例 [J]. 中

国伤残医学，2013，21（9）：262-262.

[41] 牛颖梅，郝凤桐，薛长江，等. 不同方式氧疗对急性二氧化碳中毒大鼠血清酶和电解质影响［J］. 中国职业医学，2011，38（5）：384-386.

[42] 张小明，齐兵. 高压氧治疗中毒性脑病 293 例分析［J］. 职业卫生与病伤，2012，27（3）：193-194.

[43] 周柏发，吴炜. 血浆置换术新进展［J］. 北京医学，2009，31（4）：234-237.

[44] 孔繁九，苏保鑫. 大剂量血浆置换技术及置换液的研究进展［J］. 中国实用医药，2011，6（19）：243-244.

[45] 苟仲勇，何文秀，张渝华. 高容量血液滤过的研究进展［J］. 西南国防医药，2010，20（5）：571-573.

[46] 刘志红. 血液净化技术新进展与发展设想［J］. 解放军医学杂志，2011，36（2）：99-103.

[47] Mineshima M，Ishimori I，Sakiyama R. Validity of internal filtration enhanced hemodialysis as a new hemodiafilt ration therapy［J］. Blood Purif，2009，27（1）：33-37.

[48] Mariano F，Fonsato V，Lanfranco G，et al. Tailoring high-cut-off membranes and feasible application in sepsis-associated acute renal failure：in vitro studies［J］. Nephrol Dial Transplant，2005，20（6）：1116-1126.

[49] Ward R A，Ronco C. Dialyzer and machine technologies：application of recent advances to clinical practice［J］. Blood Purif，2006，24（1）：6-10.

[50] Kooman J P，van der Sande F M，Leunissen K M. The long road to wearable blood-cleansing devices［J］. Blood Purif，2007，25（4）：377-382.

[51] Tam P. Peritoneal dialysis and preservation of residual renal function［J］. Perit Dial Int，2009，29（Suppl 2）：S108-

S110.

[52] Cho K H, Do J Y, Park J W, Yoon K W. Effect of icodextrin dialysis solution on body weight and fat accumulation over time in CAPD patients [J]. Nephrol Dial Transplant, 2010, 25 (2): 593-599.

[53] Demirci M S, Ozkahya M, Asci G, et al. The influence of dialysate calcium on progression of arterial stiffness in peritoneal dialysis patients [J]. Perit Dial Int, 2009, 29 (Suppl 2): S15-S17.

[54] Crepaldi C, Soni S, Chionh C Y, et al. Application of body composition monitoring to peritoneal dialysis patients [J]. Contrib Nephrol, 2009, 163: 1-6.

[55] Lentini P, Cruz D, Nalesso F, et al. A pilot study comparing pulse high volume hemofiltration (pHVHF) and coupled plasma filtration adsorption (CPFA) in septic shock patients [J]. G Ital Nefrol, 2009, 26 (6): 695-703.

[56] Bellomo R, Kellum J A, Mehta R, et al. The acute dialysis quality initiative II : the Vicenza conference [J]. Adv Ren Replace Ther, 2002, 9 (4): 290-293.

[57] Bell M, Liljestam E, Granath F, et al. Optimal follow-up time after continuous renal replacement therapy in actual renal failure patients strtified with the RIFLE criteria [J]. Nephrol Dial Transplant, 2005, 20 (2): 354-360.

[58] Li W X, Chen H D, Wang X W, et al. Predictive value of RIFLE classification on prognosis of critically ill patients with acute kidney injury treated with continuous renal replcement therapy [J]. Chin Med J (Engl), 2009, 122 (9): 1020-1025.

[59] Ronco C, Bellomo R, Homel P , et al. Effects of different

doses in continuous veno-venous haemofiltration on outcomes of acute renal failure: aprospective randomised trial [J]. Lacete, 2000, 356 (9223): 26 - 30.

[60] Honore PM, Joannes-Boyau O, Boer W, et al. High-volume hemofiltration in sepsis and SIRS: current concepts and future prospects [J]. Blood Purif, 2009 (28): 1 - 11.

[61] Wendler T, Duhr C, Bosch T. Ex vivo biocompatibility of a new beta2-microglobulin hemoperfusion polymer [J]. Int J Artif Organs, 2003, 26 (6): 467 - 476.

[62] Sato T, Shoji H, Koga N. Endotoxin adsorption by polymyxin B immobilized fiber column in patients with systemic inflammatory response syndrome: the Japanese experience [J]. Ther Apher Dial, 2003, 7 (2): 252 - 258.

[63] Shoji H. Extracorporeal endotoxin removal for the treatment of sepsis: endotoxin adsorption cartridge (Toraymyxin) [J]. Ther Apher Dial, 2003, 7 (1): 108 - 114.

[64] Shimizu T L, Hanasawa K, Tani T, et al. Changes in circulating levels of calcitonin gene-related peptide and nitric oxide metabolites in septic patients during direct hemoperfusion with polymyxin B — immobilized fiber [J]. Blood Purif, 2003, 21 (3): 237 - 243.

[65] Suzuki K, Shimazaki M, Kutsuki H. Beta2-microglobulin-selective adsorbent column (Lixelle) for the treatment of dialysis-related amyloidosis [J]. Ther Apher Dial, 2003, 7 (1): 104 - 107.

[66] Borberg H, Tauchert M. Rheohaemapheresis of ophtalmological disease and disease of the microcirculation [J]. Transfus Apheresis Sci, 2006, 34: 41 - 49.

[67] Borberg H. Quo vadis haemapheresis: current developments

in granulocyte and monocyte Adsorption apheresis in patients with haemapheresis [J]. Transfus Apheresis Sci, 2006, 34: 51 - 73.

[68] McLeod B C. Therapeutic apheresis: use of human serum albumin, fresh frozen plasma and cryosupernatant plasma in therapeutic plasma exchange [J]. Best Praet Res Clin Haematol, 2006, 19 (1): 156 - 167.